2
1 : 02.

2000.
[illegible]

OPUSCULES
DE MÉDECINE,

DE CHIRURGIE, D'HYGIÈNE,

ET CRITIQUES MÉDICO-LITTÉRAIRES,

PUBLIÉS DANS L'HYGIE.

DE L'IMPRIMERIE DE LACHEVARDIERE FILS,

RUE DU COLOMBIER, N° 30, A PARIS.

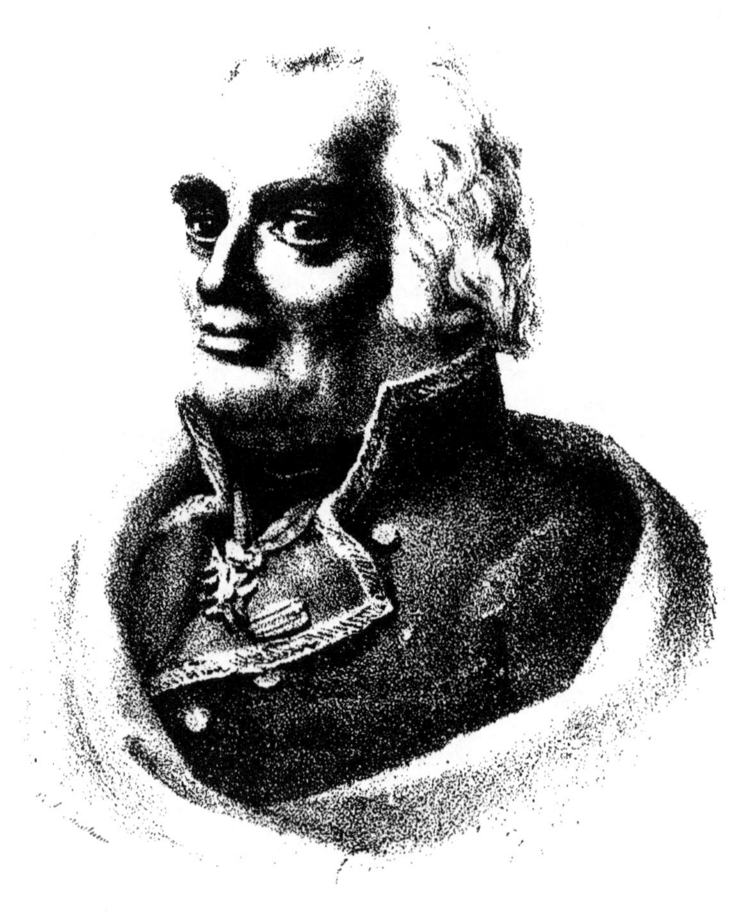

LE Bon P. PERCY,

OPUSCULES
DE MÉDECINE,

DE CHIRURGIE, D'HYGIÈNE,

ET CRITIQUES MÉDICO-LITTÉRAIRES,

PUBLIÉS DANS L'HYGIE,

PAR LE BARON P. PERCY,

MEMBRE DE L'INSTITUT,

ANCIEN PROFESSEUR A LA FACULTÉ DE MÉDECINE DE PARIS, ETC. ;

ET C.-J.-B. COMET,

DOCTEUR EN MÉDECINE,

MEMBRE DE LA SOCIÉTÉ ROYALE ACADÉMIQUE DES SCIENCES, ETC.

AVEC LE PORTRAIT LITHOGRAPHIÉ DE CHAQUE AUTEUR,

ET UNE NOTICE HISTORIQUE SUR FEU LE BARON PERCY.

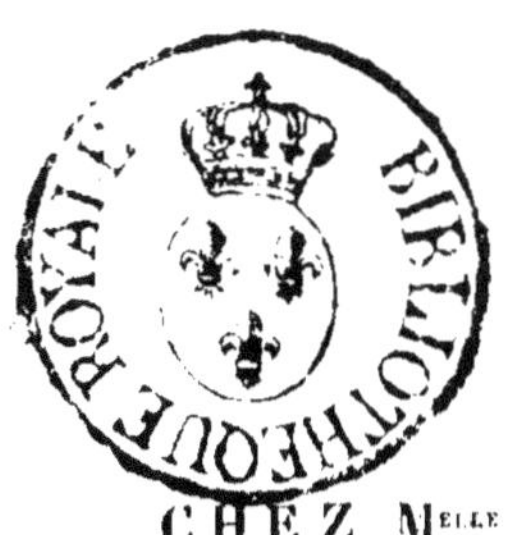

A PARIS,

CHEZ Melle DELAUNAY, LIBRAIRE,

PLACE ET EN FACE DE L'ÉCOLE DE MÉDECINE,

ET RUE SAINT-JACQUES, N. 71;

A BRUXELLES,

AU DEPOT GENERAL DE LA LIBRAIRIE MEDICALE FRANÇAISE

1827.

AVANT-PROPOS.

___

Les tracasseries qui nous ont été suscitées au sujet de la publication de
l'Hygie, *journal de médecine*, etc.,
qui paraissait en France depuis trois
ans, nous ont déterminé à nous retirer
en Belgique pour y continuer la rédaction de ce recueil. Le format in-4° étant
peu propre à former des volumes, nous
avons adopté celui in-8°, et au lieu de
faire paraître huit demi-feuilles par
mois, nous donnons maintenant en une
seule livraison quatre ou cinq feuilles
très compactes, contenant une plus
grande quantité de matières qui ne sont
jamais tronquées, ou publiées par fragments. L'Hygie a essentiellement gagné
à ce changement; la faveur dont elle n'a
pas cessé de jouir en France, et les nouveaux suffrages qu'elle s'est acquis à
l'étranger, en sont une preuve manifeste.

Mais beaucoup de souscripteurs désiraient avoir la collection complète de ce recueil, dont les premières années étaient totalement épuisées ; on ne pouvait plus se la procurer qu'avec peine, et à un prix fort élevé (80 fr.). Nous nous sommes décidé alors à réimprimer en un volume in-8° les articles les plus substantiels insérés dans l'Hygie depuis sa création en 1823, jusqu'au 1er janvier 1826.

Le savant Percy nous avait honoré de sa collaboration : c'était une chose assez connue, mais à laquelle nos détracteurs s'efforçaient de donner un démenti, pour ne pas reconnaître le mérite de certains articles qui étaient sortis de la plume caustique du plus érudit des critiques. La mort de cet illustre archiatre nous a permis de lever le voile de l'anonyme qu'il voulait conserver de son vivant, pour ne pas être en butte aux intrigues de la médiocrité impudente et jalouse qui siégeait depuis quelque temps dans le sanctuaire d'Hippocrate. Nous possédons d'ailleurs les manuscrits autographes des articles que nous avons reproduits, et qui sont signés d'un P. (1).

---

(1) Il faut voir à quel point le baron Percy tenait à garder l'anonyme. Il n'était pas fâché que l'on sût qu'il travaillait à l'Hygie, mais il ne voulait point en convenir. La lettre suivante, qu'il y fit insérer dès l'année 1824, en est une preuve assez curieuse pour que nous la reproduisions avec une partie de notre réponse.

Le baron PERCY *à M. le rédacteur en chef du journal appelé l'*Hygie.

« Il court un bruit, monsieur, que je pourrais bien être, que je suis en effet le propriétaire, l'entrepreneur, voire le remplisseur de l'*Hygie*. Je suis bien le serviteur de cette déesse, mais je ne veux rien avoir à démêler avec sa divinité. Jadis c'était la plus douce et la plus débonnaire de toutes les immortelles ; on prétend qu'elle est devenue acariâtre, et même cruelle, au point d'exiger des sacrifices humains, témoin, dit-on, ce pauvre marchand de pilules lénitives et ce bon chevalier des entamures que vous lui avez si impi-

Nous aurions voulu pouvoir tracer l'*Éloge historique* de l'homme illustre dont les sciences sont veuves : les forces nous ont manqué ; il eût fallu hériter de

---

toyablement immolés, sans compter une foule d'autres victimes, non moins innocentes, dont vous vous préparez à lui offrir l'horrible hécatombe. Oh ! monsieur, cela fait peur, et pour tout au monde je ne voudrais pas passer pour le grand pontife d'un culte si barbare. Annoncez donc, je vous prie, que je n'ai rien de commun, que je n'ai jamais eu aucune accointance avec dame ou demoiselle Hygie, qui n'a pas eu besoin de moi pour se produire et s'émanciper, mais qui ne demanderait peut-être pas mieux que de faire comme ces jeunes étourdies à qui il faut un vieux mari pour la forme et pour couvrir leurs incartades et leur dérèglement.

» Agréez, etc.

» PERCY. »

Paris, 20 juillet 1824.

Réponse.

Nous nous empressons de nous rendre au désir de M. le baron Percy en insérant la lettre qu'il nous

sa plume pour ne pas rester au-dessous
du mérite dont brillait le patriarche de
la chirurgie française. Nous avons dû
nous restreindre à rassembler divers

adresse. Certes ce n'est pas un petit honneur pour nous
qu'on ait bien voulu prendre quelques uns de nos faibles
travaux pour ceux d'un illustre membre de l'Institut,
dont la chirurgie française tire un grand éclat.

Mais si nous avons quelque mérite, c'est d'être aussi
justes que sévères, et si nous employons l'arme du
ridicule pour abattre les ennemis du genre humain,
c'est qu'il nous a été impossible de saisir la massue
d'Hercule. La persévérance compensera sans doute le
manque de force.

C'est peut-être ici le cas d'indiquer les motifs des
tracasseries sans nombre qui nous sont suscitées, des
diffamations dont nous sommes l'objet, et des attaques
continuelles auxquelles nous sommes en butte.

Une classe d'individus trop jalouse de quelques vaines
prérogatives, dont le plus grand nombre couvrent de
l'hypocrisie la plus profonde l'orgueil le plus irritable ;
les médecins, enfin, n'avaient jamais vu leurs intrigues démasquées, leurs fourberies mises au grand

fragments d'articles biographiques et de discours qui contiennent l'exposé succinct des principaux faits qui ont honoré une vie si précieuse à l'humanité. Mais quand on connaît PERCY, son éloge part

---

jour ; ils s'entouraient de prestiges, et n'employaient qu'un langage vide de sens ; rien ne mettait obstacle à leur barbare cupidité, ils triomphaient dans leurs désastres ; aucune voix protectrice n'avait encore osé se faire entendre ; habitués au calme de la mort, ils étaient rarement troublés par les cris de leurs victimes, et jamais par celui de leur conscience ; ils agissaient sans crainte, ils frappaient dans l'ombre. Tout-à-coup une lumière se fait ; pâle, tremblante, ils redoutent déjà sa téméraire clarté ; ils se récrient, s'agitent, se réunissent pour l'éteindre. Vains efforts : alimentée par leurs propres faits, elle brille bientôt d'un éclat imposant, rien ne peut plus être caché ; obligés de concentrer leur rage, leur venin les dévore, mais ils n'osent l'épancher, et déjà le calme renaît.

Le courage ne nous abandonnera pas ; et dussions-nous succomber par l'explosion du volcan qui s'allume,

du cœur : c'est pourquoi nous essaierons encore de donner quelques détails sur sa vie privée ; ils ne seront pas sans intérêt pour ses nombreux admirateurs, qui n'ont été à même de l'apprécier que dans sa carrière scientifique.

---

nous combattrons jusqu'au dernier soupir, heureux d'avoir essayé de remplir le vœu de l'ami de l'humanité, et fait quelques instants *distinguer la médecine qui tue de la médecine qui guérit, et la science qui trompe de la science qui instruit.*

C. J.-B. COMET.

M. Percy nous répliqua en nous adressant un article sur les *médecins tartufes*, et un petit billet d'envoi ainsi conçu :

M. F.....

« *Bene ! bene !* Vous en aurez quatre autres. Je désire »avoir la collection complète de votre maligne feuille, »que chacun déteste tout haut et veut lire tout bas. »

NOTICE HISTORIQUE

SUR PERCY.

NOTICE HISTORIQUE

SUR PERCY

—

Pierre-François PERCY naquit à Montagney, en Franche-Comté, le 28 octobre 1754. Son père avait exercé la chirurgie aux armées, mais, peu satisfait de sa fortune, et triste de l'oubli dans lequel en avait laissé ses services, il s'opposait vivement à ce que son fils embrassât la même profession. Le jeune PERCY fit ses premières études au collége de Besançon d'une manière très brillante; il remporta chaque année les premiers prix. Destiné au génie militaire, il s'appliqua d'abord aux sciences qui y sont relatives, mais un goût décidé pour la chirurgie lui fit négliger l'art de détruire. Son père, entraîné par les circonstances, lui permit enfin de se livrer aux études qu'il affectionnait. Il fit des progrès rapides en anatomie, et devenu *prevôt*, comme on disait alors, il se distingua dans la carrière de l'enseignement. Le titre de docteur lui fut accordé gratuitement à vingt ans : cette faveur lui fut acquise par de nombreux avantages qu'il avait eus sur ses con-

disciples. En 1782 il fut nommé chirurgien-major
du régiment de Berry (cavalerie); il sortait de la
gendarmerie. La paix dont jouissait alors la France
permit à M. Percy d'utiliser ses loisirs; en 1784 il
obtint au concours le premier prix de l'Académie
de chirurgie sur les instruments tranchants, et en
particulier sur les ciseaux : il indiqua dans leur fabrication un perfectionnement précieux. L'année
suivante il remporta encore le premier prix sur la
question tendant à restreindre le nombre des instruments destinés à l'extraction des corps étrangers
dans les plaies; et l'année suivante encore le premier prix sur les bistouris. L'Académie, appréciant
toute la supériorité du candidat, l'honora du titre
d'associé régnicole, en le priant de ne plus se présenter aux concours, afin de laisser le champ libre
à ses rivaux découragés. M. Percy a été couronné
seize fois dans les Académies les plus célèbres de
l'Europe, dont il est devenu successivement membre ou associé.

C'est durant nos longues guerres que Percy dé-
ploya toutes les ressources de son génie; occupant
bientôt le premier grade de la chirurgie dans les
armées, il rendit des services extraordinaires. L'influence que lui accordaient le gouvernement et les
généraux fut toujours mise à profit pour illustrer la

chirurgie militaire, et faire valoir les droits de l'humanité souffrante. Outre les améliorations qu'il a fait subir à divers procédés opératoires, et la simplicité qu'il a introduite dans les pansements des grandes blessures, il a encore conçu et exécuté divers projets. Il a organisé, à l'armée du Rhin, sous les auspices des généraux PICHEGRU et MOREAU, le corps mobile de chirurgiens militaires, qui a rendu tant de services. C'est lui qui, en Espagne, forma presque à ses frais le premier bataillon de soldats d'ambulance, dans lequel il créa une compagnie spéciale de despotats (*milites despotali*), chargés de relever les blessés et de les transporter sur un brancard de son invention. L'activité philanthropique de PERCY soutenait le courage des soldats; on l'a justement comparé à AMBROISE PARÉ, autant par sa profonde instruction que par son dévouement et son aménité envers les malheureux blessés.

« Le premier besoin d'un guerrier qui a été gra-
» vement blessé dans le combat, disait ce vénérable
» maître, c'est d'être retiré de la mêlée, et trans-
» porté dans un lieu où il puisse recevoir les secours
» qu'exige sa blessure. » Il joignait l'exemple au précepte. On a vu M. PERCY, au moment de périr, en passant le Rhin, emportant sur son dos l'officier

du génie LACROIX, dangereusement blessé, que dans le moment il n'avait pu secourir autrement : **car il n'avait voulu sortir de la ville de Manheim**, pressée de toutes parts par l'archiduc CHARLES, qu'après en avoir fait évacuer jusqu'au dernier de ses blessés. Le pont du Rhin était alors battu par douze pièces de canon tirant à ricochets ; et les Français qui étaient sur la rive opposée, pleins d'enthousiasme pour une si belle action, animaient de leurs cris les généreux efforts du chirurgien en chef de l'armée, sous les pas duquel les pontons tombaient en débris.

Combien de fois encore PERCY n'a-t-il pas exposé sa liberté et sa vie, à l'époque la plus horrible de la révolution, pour sauver des émigrés que le sort des combats avait fait tomber entre les mains de leurs compatriotes, que la différence de bannières avait rendus ennemis irréconciliables, et qu'une loi cruelle condamnait à la mort ! Il les cachait, et allait en secret leur prodiguer les soins de son art et les secours de sa bourse. Il fut blessé plusieurs fois sur le champ de bataille, en donnant lui-même à ses collaborateurs l'exemple du courage militaire et d'un dévouement qui eut sur le moral des soldats une telle influence, qu'on peut avancer sans crainte d'être démenti qu'elle a contribué au succès de nos armes ; car il est hors de doute que le soldat qui

sait être secouru aussitôt qu'il sera frappé par le fer
ennemi s'expose au danger avec plus de confiance
que lorsqu'il craint que ses blessures restent plusieurs
jours sans être pansées.

En 1814, encouragé par M. DE CHABROL, préfet
de la Seine, le baron PERCY se mit à la tête du service des malades et blessés russes, prussiens, etc.,
entrés dans Paris. En peu de jours il en recueillit douze
mille dans les bâtiments destinés aux abattoirs. L'empereur ALEXANDRE récompensa tant de zèle et d'humanité par des remerciements particuliers et la dé-
coration de Sainte-Anne en diamants. Il reçut aussi
l'ordre de l'Aigle-Rouge de Prusse, et celui du Mérite de Bavière. M. PERCY était déjà commandant de
la Légion-d'Honneur. Il se plaisait à reléguer toutes
ses croix dans une châsse où était placé le Christ sup-
plicié, au bas duquel était cette légende : *Sufficit
una saluti* (une seule croix suffit au salut), témoignage prépondérant d'une modestie fondée sur des
sentiments d'autant plus estimables qu'ils n'ex-
cluaient point une saine philosophie.

En 1815 le baron PERCY fut élu député. Il ne put
siéger que deux ou trois fois à la Chambre ; mais il y
plaida la cause de nos guerriers malades, puis il reprit ses anciennes fonctions de chirurgien en chef,
inspecteur général du service de santé des armées

impériales. C'est à ces circonstances qu'il attribuait la disgrâce dans laquelle il était tombé auprès du roi Louis XVIII, disgrâce que ressentirent la plupart des chirurgiens militaires, qui trouvaient dans le baron PERCY non seulement un digne chef, mais un bienfaiteur, un père plein de sollicitude pour eux. Il se chagrina beaucoup de ne pouvoir plus être utile; car son ostentation était de faire du bien, de répandre les faveurs qu'il était appelé à dispenser; et s'il aimait encore à être payé de reconnaissance, cette faiblesse était bien excusable dans un cœur aussi bon que le sien. Par la même disposition de son âme, sans doute, s'il pardonnait aux ingrats, il s'efforçait en vain d'oublier l'ingratitude, qu'il regardait comme le plus grand des vices. C'est par là qu'il faut expliquer quelques disputes polémiques auxquelles M. PERCY s'est peut-être livré avec trop peu de ménagements pour ses adversaires. M. PERCY était d'un caractère gai, franc et sincère dans l'intimité, cependant il semblait peu sûr en amitié, parceque ses affections n'étaient point libres en public: il voulait ménager toutes les opinions, se concilier tous les suffrages; c'est en cela qu'il montra toute la faiblesse humaine. Trop désireux de se faire généralement aimer, il blessa beaucoup d'amours-propres, et manqua son but. Il n'y eut que les cœurs honnêtes qui lui furent fidèles. Ils l'aimèrent pour lui-même, et supportèrent patiemment tous les caprices d'une gloire inquiète; sous ce rapport sa pusillanimité était telle, qu'il craignait à l'excès de compromettre une réputation inattaquable, en l'exposant aux billevesées de l'ignorance insolente.

Il n'est pas inutile de rapporter ici une anecdote qui fera connaître combien M. Percy était sensible aux caresses et aux bons procédés, et comment, avec un peu d'adresse, il était aisé d'abuser son cœur trop facile.

Lorsqu'il tomba malade, le chirurgien Deschamps, membre de l'Institut, venait de mourir; il était à peu près du même âge que son collègue, dont il prononça le discours des funérailles. Cette mort le frappa vivement, augmenta son malaise, et surtout un état habituel de mélancolie, dont on ne le tirait qu'à force de distractions. Percy se tourmenta encore beaucoup pour faire remplacer honorablement Deschamps à l'Académie royale des sciences : il poussait chaudement le baron Boyer, qu'il considérait comme le plus méritant des candidats en même temps qu'il était l'élu de son cœur. Il détestait, au contraire, M. Dupuytren, qui briguait avec ardeur le fauteuil, et auquel il ne reconnaissait pas d'ailleurs des titres académiques suffisants pour appuyer ses prétentions.

aussi s'opposait-il de toutes ses forces à l'admission de ce dernier. Celui-ci, voyant qu'il n'obtiendrait aucune sorte d'avantages s'il ne se rapprochait du baron Percy, dont l'influence était toute-puissante, ménagea si bien ses moyens, que, par notre entremise, il eut entrée chez lui sous prétexte de lui offrir ses services pendant sa maladie. M. Dupuytren est habile dans l'art du courtisan : il appelait M. Percy son *cher maître*, et l'assurait qu'*il avait toujours brûlé pour lui d'un amour* qu'il qualifiait de *malheureux*. Tant de soumission et de tendresse obtinrent à M. Dupuytren plus qu'il n'avait droit d'espérer, puisqu'il parvint à ne plus être tout-à-fait repoussé par M. Percy, ce dont il tira un grand parti, lorsqu'à sa mort il se présenta sans façon pour lui succéder, après avoir échoué à l'élection précédente. Nous n'avons pas l'intention de relater ici les circonstances scandaleuses qui accompagnèrent la nomination de M. Dupuytren à l'Institut, il suffit que nous ayons fait remarquer que M. Percy, qui ne craignait rien tant que de voir ce chirurgien arriver à l'Académie royale des sciences, fut celui qui lui fut le plus favorable; il avait déjà oublié les justes motifs d'une ancienne inimitié, et il regardait d'un œil plus favorable un talent qu'il avait toujours considéré comme téméraire. M. Percy avait fait le sacrifice de ses opinions personnelles, pour goûter tout le charme de caresses insidieuses et intéressées; mais nous ne savons pas si, vu la mobilité de ses affections, toute son animosité contre M. DUPUYTREN ne fût pas revenue s'il eût pu penser que celui qu'il appelait depuis quelque temps le *Pimprenelle* de la chirurgie avait sérieusement l'intention de s'asseoir à sa place.

M. PERCY était d'une haute stature, ses formes étaient majestueuses. Sa physionomie, belle et imposante, exprimait sans cesse la bienveillance, quoique un malin sourire décelât le plaisir qu'il éprouvait à railler les arrogants. La finesse de ses traits en rendait souvent les blessures funestes; mais, plein de sollicitude pour le mérite modeste ou impuissant, il s'efforça constamment de le mettre en évidence; et dans ces derniers temps il accorda toute sa protection et les secours de ses excellents conseils aux deux jeunes auteurs de deux découvertes aussi ingénieuses qu'utiles à l'humanité (1).

Le baron PERCY, ancien chirurgien en chef des armées françaises, inspecteur général du service de santé, membre de l'Académie royale des sciences de l'Institut, ancien professeur à la faculté de médecine

---

(1) Le docteur DELEAU a rendu l'ouïe et la parole à plusieurs sourds-muets de naissance ; le docteur CIVIALE s'est occupé avec succès du broiement de la pierre dans la vessie.

de Paris, membre de la Société royale et centrale d'agriculture, commandeur de l'ordre de la Légion-d'Honneur, chevalier des ordres de Sainte-Anne de Russie, de l'Aigle-Rouge de Prusse, et du mérite civil de Bavière, membre des principales académies de l'Europe, a terminé, à l'âge de soixante et onze ans, une carrière tout entière consacrée aux sciences, aux arts et à la bienfaisance. Ses obsèques ont eu lieu le 19 février 1825. Le cortége se composait d'une députation de l'Institut, et de ses nombreux amis, collègues et disciples. Un détachement d'infanterie de la garnison de Paris escortait le convoi. Arrivé au champ du repos, la troupe a fait plusieurs décharges de mousqueterie, puis MM. LARREY et SYLVESTRE ont prononcé des discours qui ont faiblement rappelé les hautes qualités du défunt, mais qui ont laissé entrevoir l'intérêt que PERCY a inspiré dans diverses classes de la société. « Les laboureurs, a dit » M. SYLVESTRE au nom de la Société royale d'agri-» culture, n'ont pu offrir à M. PERCY les distinctions » et les décorations dont les souverains de toutes les » nations l'ont comblé, mais il en a reçu un témoi-» gnage de reconnaissance plus doux au cœur d'un » grand homme, tous lui ont donné le titre de leur » père, de leur bienfaiteur ; maintenant leurs larmes » comme les nôtres ne tariront pas. »

Une observation que tout le monde a faite , c'est que la faculté de médecine , dont le baron Percy a augmenté l'illustration, n'a pas daigné , dans ce jour de deuil et d'oubli des passions , lui accorder le plus petit souvenir. Non seulement aucune députation n'a été chargée d'accompagner sa dépouille mortelle , mais encore il ne s'est présenté aucun des professeurs (pas même M. Dupuytren) qui font partie de l'école depuis sa nouvelle organisation. C'est pousser la haine , l'ingratitude et le défaut des convenances jusqu'au dernier degré. Mais ces messieurs , nous avons droit de le penser, auront craint de voir l'aurore de leur gloire se dissiper par l'éclat des rayons de celle qui s'émanait encore des restes inanimés de Percy !. . . . .

Nous ne croyons pouvoir mieux compléter cette notice qu'en la faisant suivre d'un discours qui a été inséré dans l'*Hygie,* et que l'on doit à M. Ristelhueber, médecin en chef à l'hôpital civil de Strasbourg.

« L'histoire de la vie de Percy présentera à l'admiration et à l'imitation de ses contemporains et de la postérité une carrière illustrée par de longs et importants services dans la chirurgie militaire, dont il fut long-temps le chef et le plus ferme soutien ; par des ouvrages où se montrent les inspirations du

génie de l'art ; par des vertus privées et publiques ;
par des palmes académiques et des récompenses aussi
honorables que glorieuses, toutes bien méritées.
Tant de titres de gloire et une vie consacrée à l'humanité, aux sciences et aux arts, ne sauraient se
présenter à notre esprit sans être émus de cette vénération profonde que commandent les grandes et
belles actions, et sans éprouver tous les regrets douloureux que l'on aime à donner à ceux qui en ont
offert l'exemple ; tribut juste et mérité, que l'on
paie librement à tous ceux qui honorent l'esprit humain par la carrière utile et glorieuse qu'ils ont
parcourue !

» Mais si l'histoire réclame le tableau de sa vie,
qui entreprendra l'éloge historique d'un homme dont
la carrière fut si belle, si utile et si glorieuse ? quel
sera le panégyriste digne de lui, digne de celui qui
en a loué tant d'autres ? Loin de nous la prétention à
l'honneur de louer dignement ce grand chirurgien ;
mais qu'un écrivain habile et exercé s'empare d'un
si beau sujet, et qu'il fasse connaître à la postérité
ce que fut PERCY sous le rapport de l'esprit et du
cœur, du savoir et du talent ; qu'il le dépeigne dans
sa vie privée et publique, avec vérité et avec toute
l'impartialité que doit se prescrire l'historien ; qu'il
nous le représente tel qu'il fut aux armées, à la cour,

à l'Institut, à la faculté de médecine et au conseil
de santé ; qu'il dise tout ce qu'il fit pour la chirurgie militaire, pour les chirurgiens ses collaborateurs,
qu'il aimait à appeler ses enfants, et tout ce qu'il
aurait fait encore, s'il n'avait pas eu à lutter sans
cesse contre les ennemis de son élévation ; qu'il s'af-
franchisse de toute prévention, lorsqu'il voudra lui
faire sa part de gloire dans les progrès de la chirurgie moderne.

» Les travaux de PERCY se confondent avec les plus
belles époques de la chirurgie, de son Académie
royale et de ses progrès depuis la révolution jusque
dans ces derniers temps. Comme chirurgien en chef
d'armée, il s'est trouvé à la tête d'un service considérable et d'un personnel nombreux, depuis le
commencement de la guerre. Fier du titre de chirurgien, que des novateurs avaient échangé contre
celui d'officier de santé, on le vit dans les pays
étrangers, où la chirurgie est encore dans un rang
subalterne, faire respecter et considérer les chirurgiens français, dont il se montra toujours le défen-
seur, et dont on aimait à le nommer le père. Con-
temporain et témoin de tout ce que la révolution
enfanta, il devint un homme célèbre de cette époque
par la réputation éclatante qu'il avait acquise dans
les emplois qu'il occupait, et les services qu'il avait

rendus à l'humanité et à sa profession. Professeur d'une faculté célèbre, où sa réputation, ses talents et ses travaux lui assignaient une place, il fut l'un de ses ornements et l'une de ses colonnes par l'autorité de son nom et la sagesse de ses conseils. Membre de l'Institut, où sa célébrité et des palmes académiques l'avaient placé, et qu'il fut souvent appelé à présider, on le vit toujours mériter un choix si honorable par sa dignité, son activité et son zèle. Honoré et récompensé par celui qui s'était revêtu de la pourpre impériale, et nommé son chirurgien consultant, il ne se fit pas remarquer à sa cour, comme tant d'autres, par une lâche et basse courtoisie.

» Les ouvrages de Percy sont nombreux et connus (1), et il est étonnant qu'un homme qui avait tant de devoirs ou de fonctions à remplir, auquel les voyages et les embarras d'une vie passée dans les camps et armées laissaient si peu de temps à l'étude et à un travail de cabinet, ait pu en trouver

(1) M. PERCY a publié les ouvrages suivants : *Manuel du Chirurgien d'armée; Pyrotechnie chirurgicale pratique;* un Traité des *instruments de chirurgie*, et spécialement des ciseaux; des réponses aux questions épuratoires qui lui ont été adressées par le conseil de santé; Mémoire sur les hydatides utérines et sur le part hydatique; l'Éloge historique d'Anuce Foës, celui de Sabatier; un Mémoire sur l'ancienneté, l'origine et le fondement de la tradition qui a fait regarder comme mortelles les blessures aux

encore assez pour écrire tous les ouvrages qu'on lui doit ; il fallait avoir une mémoire aussi heureuse et une facilité de style aussi grande que celles qui le distinguaient.

» Dans ses écrits, PERCY sut faire briller une érudition aussi vaste que profonde ; mais jamais on n'eut à lui reprocher l'abus qu'en font tant de savants, qui surchargent leurs ouvrages de citations inutiles ou dépourvues d'intérêt. Peu de personnes ont su répandre comme lui, par des faits curieux et des réflexions piquantes, autant de charme et de sel sur des sujets stériles pour des esprits ordinaires. Conception prompte, imagination active, grande prévoyance, perspicacité, sagacité, élocution facile, repartie aisée, critique fine et délicate, saillies d'esprit, logique pressante, diction pure et élégante ; style animé, vif et rapide ; expressions choisies, toujours adaptées au sujet et au degré d'é-

aines ; une Notice sur les autels et les tombeaux des anciens peuples du nord de l'Europe ; un Mémoire sur des espèces d'amphores, dites *tenajas,* usitées de tout temps en Espagne ; Mémoire sur les vases réfrigérants appelés en Espagne *alcarrazas,* *bucaros,* ou *calimploras* ; beaucoup de Rapports faits à l'Institut, à la faculté de médecine et au conseil de santé des armées, et soixante-quinze articles publiés dans le *Dictionnaire des sciences médicales,* tous substantiels, intéressants et estimés.

lévation de la pensée ; manières aisées, prévenantes
et gracieuses ; bienveillant, juste et indulgent ; toujours obligeant, quoiqu'il fût souvent payé d'ingratitude : tous ces dons de l'esprit, toutes ces qualités
du cœur, tous ces fruits d'une culture intellectuelle
parfaite, se rencontraient chez le savant que nous
poursuivons de nos regrets.

» Nous ne connaissons à PERCY que des vertus,
des titres de gloire et des services rendus à l'humanité et à l'art. Mais si, dans sa carrière, il a payé,
en quelque point, son tribut à l'imperfection de
notre espèce, nous ne pourrions nous dispenser de
dire que ce ne fut jamais aux dépens de l'honneur,
qu'il prit pour guide, et de la vertu, dont il donna
l'exemple.

» Placé dans un poste éminent, environné de considération, et jouissant long-temps d'un crédit mérité, il trouva fréquemment l'occasion d'obliger et
de faire des heureux. Il fut un temps où chacun re-
cherchait sa bienveillance et sa protection, et il en
est beaucoup qui lui doivent un beau sort et des
honneurs. Dans ces temps de prospérité et de puis-
sance pour lui, la foule de ceux qui ambitionnaient
son amitié s'accrut rapidement ; dès que son étoile
pâlit, et qu'il fut condamné à l'impuissance d'obliger, il en vit diminuer le nombre. Malgré cette dé-

fection , qui ne put étonner un homme qui connaissait si bien le cœur humain , il conserva un grand nombre d'amis pour quelques ingrats et égoïstes qu'il avait trouvés.

» Parcourant une carrière aussi brillante , et s'élevant à ce degré de réputation qu'il atteignit, il a dû trouver sur le chemin difficile qui y conduit des rivaux, des jaloux et des envieux. Il sut toujours les réduire au silence par la supériorité de ses talents et l'ascendant que donnent des services éminents qui ne gagnaient qu'à la comparaison. De son vivant, la malveillance et la calomnie ont tenté vainement de porter quelque atteinte à une si belle réputation; mais aujourd'hui qu'il ne reste de son existence qu'une belle renommée , verra-t-on quelqu'un de ceux qui s'affligeaient de son illustration , ou qu'une crainte respectueuse contenait dans le devoir, se venger lâchement du silence et de l'impuissance auxquels il les a réduits, en essayant de retrancher quelque chose de sa gloire, ou de lui contester des inventions ou perfectionnements qu'on lui attribue ? Que ces lâches dépréciateurs, s'il s'en trouve, ne se fassent pas illusion sur l'issue de leur démarche ; de pareilles attaques seraient repoussées , et ses amis, qui sont aussi ceux de la vérité, se trouveraient aussitôt sur le même terrain, pour dé-

fendre la mémoire d'un homme dont la célébrité
excite encore leur envie.

» De même que le plus beau ciel n'est pas toujours
sans nuages, la carrière de PERCY, long-temps heureuse et brillante, ne compte pas des jours sereins
en tout temps ; et comme la vie de l'homme n'est,
pour le plus heureux, qu'un mélange de plaisirs et
de peines, il eut aussi ses tribulations et ses chagrins : ceux-ci l'attendaient dans les changements
politiques qui se sont opérés, et les déplacements
qu'ils ont entraînés ; mais il sut se résigner et
s'armer d'une philosophie stoïque, qui lui fit supporter sans murmure des loisirs qu'il voulut encore consacrer à la science qu'il aimait avec passion.

» Éloigné du tourbillon des affaires, plus souvent
à la campagne qu'à la ville, il partagea son temps
entre des travaux scientifiques et des essais agricoles ;
il jouit de ce repos en sage qui cultive les sciences et
aime les champs : il passa des jours heureux au sein
de sa famille, dans un petit cercle d'amis, la plupart anciens officiers supérieurs ou chirurgiens de
l'ancienne ou nouvelle armée. La carrière des uns
et les cicatrices honorables des autres lui rappe-
aient les succès et les beaux jours de la chirurgie
militaire, dont il fut le plus bel ornement et la

gloire. Quoique avancé en âge , les années n'avaient
rien fait perdre à la vigueur de son esprit et à la
trempe de son caractère; on y retrouvait toujours
la même vivacité et la même force. Dans ce repos
si honorable , toujours nécessaire après de longs
services , de grandes fatigues et des privations en
tous genres essuyées à la guerre , mais rarement
désiré par des hommes qui ont toujours été laborieux et actifs , on dut se livrer au doux espoir de le
conserver encore bien des années , et avec d'autant
plus de raison qu'il avait reçu en partage une constitution forte ; car quelques infirmités qu'il avait
acquises au service n'étaient point de nature à le
priver de la longévité qu'elle lui promettait. Une
maladie longue et douloureuse , dont cependant il
faut rechercher la cause éloignée dans une vie qui
compte tant de fatigues , de veilles et d'agitation ,
et qui paraît avoir eu son siége à l'organe central
de la circulation , l'a conduit trop tôt au terme
d'une carrière qui , quoique avancée et glorieuse ,
sera toujours prématurée à sa famille , à ses amis
et à tous ceux qui rendaient hommage à son mérite, à ses talents et à ses vertus. Il avait trouvé le
bonheur, des sentiments affectueux et des consola-
tions dans une union que le cœur et la raison avaient
formée ; il a toujours été l'objet des soins attentifs

et touchants, de la vénération et de la tendresse de cette compagne chérie qui le pleure. Mais cette union, qui fut si heureuse, est restée sans enfant, et Percy ne lègue son nom qu'à l'histoire et à la postérité, où il occupera une place distinguée parmi les chirurgiens célèbres de son siècle, qui rappelle les noms de Louis, Desault, Sabatier, etc.

» La mort de Percy sera vivement sentie et déplorée par tous les corps savants auxquels il appartenait : sa réputation européenne, ses relations nombreuses en France et dans les pays les plus éloignés, nous assurent que tous nos regrets seront partagés, que plus d'un savant essaiera d'honorer sa mémoire par un éloge, et que plus d'un ami jettera quelques fleurs sur sa tombe, soit qu'il cède aux sentiments de la reconnaissance, d'un dévouement généreux ou d'une admiration bien sentie. Mais, au milieu d'un deuil qui doit se répéter sur plus d'un point, la chirurgie militaire surtout, mesurant toute l'étendue de la perte qu'elle a faite, et voulant montrer toute l'affliction qu'elle en éprouve, aimera à se couvrir de ce crêpe funèbre qui attestera sa douleur, ses regrets et tous les sentiments d'affection et de dévouement qu'elle portait à ce vétéran de la chirurgie supérieure des armées, qui, en s'illustrant comme son chef suprême, et attirant sur elle des distinctions et des honneurs, a couvert de considération la carrière qu'ont parcourue les chirurgiens ses contemporains et ceux qui la parcourent aujourd'hui. Car telle est l'influence que peut exercer un homme de génie : elle ne s'arrête pas à la génération contemporaine, mais elle s'étend encore à celle qui lui succède; et la chirurgie militaire actuelle doit, et la chirurgie militaire future devra encore beaucoup de reconnaissance à PERCY, qui a tout fait pour son élévation et la considération dont elle jouit.

» J'ai crayonné rapidement l'esquisse du tableau que peut offrir la vie de ce savant laborieux. Puisse-t-il sortir bientôt de la plume d'un écrivain habile et véridique ! Mais, en la terminant, la reconnaissance et le dévouement que nous conservons à un ami et à un bienfaiteur nous inspirent un vœu que nous formons autant dans l'intérêt de l'art que pour sa mémoire, qui nous est chère : l'éloge de Parmentier, son collègue ; celui de Bichat, dont il fut l'admirateur, ont été mis au concours, et des prix ont été décernés, par des sociétés savantes, aux auteurs des meilleurs ouvrages : l'éloge de PERCY pourrait offrir un sujet non moins intéressant et utile; ce serait honorer sa mémoire de la même manière et aussi dignement, si l'une des sociétés savantes du royaume mettait son éloge au concours, et destinait une palme au plus heureux et au plus habile des concurrents. »

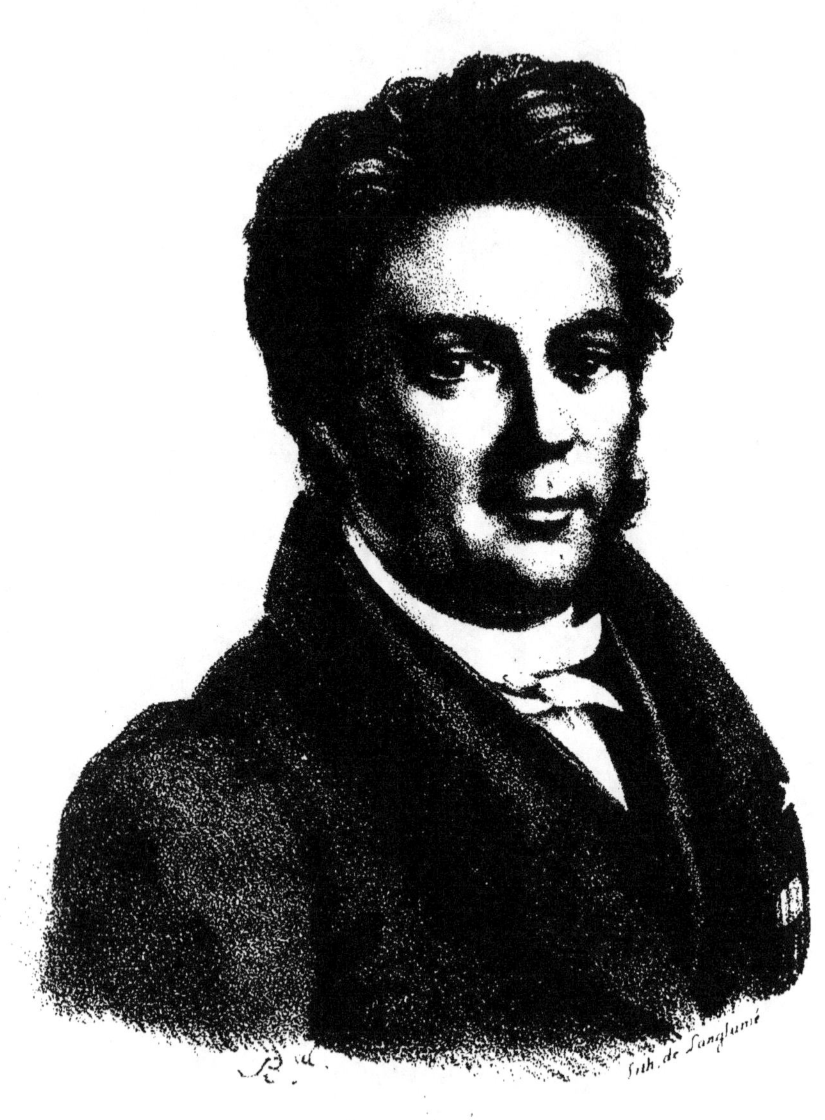

LE DOCTEUR COMET,

Membre de la Société Royale académique
des Sciences de Paris, etc.

OPUSCULES

DE MÉDECINE, DE CHIRURGIE,

D'HYGIÈNE,

ET

CRITIQUES MÉDICO-LITTÉRAIRES.

PREMIER FRAGMENT

SUR L'HISTOIRE DE LA MÉDECINE.

Jadis il y eut un Gymnase Iatrique, où la doctrine du divin vieillard de Cos était enseignée avec autant de succès que de solennité. On y venait de toutes les contrées du monde pour entendre les oracles de ce père de la médecine, et pour se faire initier dans les secrets de l'expérience et de la nature. Ce gymnase était comme un temple consacré, non à la médecine physiologique, qui pourtant n'en était pas repoussée, mais à la philosophie de la médecine, qu'on y professait de préférence et de nombreux maîtres de la science semblaient être autant de ministres du culte sacré que lui rendaient la raison, la vérité, la candeur, l'étude et le savoir. Au-dessus du portique on lisait en lettres d'or cette inscription imposante :

ÉCOLE D'HIPPOCRATE.

Une main profane, de sacriléges intrigues, corrompirent dans la suite cette précieuse institution. Tout y fut bouleversé : principes, opinions, professeurs, leçons, exemples ; et on y vit presque de toutes parts prévaloir l'ignorance, la délation, l'impudeur, la servilité. Mais l'indignation du public éclairé et équitable fit enfin justice de ce scandale révoltant, et il ne lui fallut pour cela que changer deux ou trois lettres de l'ancienne inscription ; ce qui, au lieu d'ÉCOLE D'HIPPOCRATE fit : ÉCOLE D'HYPOCRITES.

Ce mémorable évènement eut lieu, à ce que prétendent les savants auteurs de l'Art de vérifier les dates, l'an du monde 5281, vers la fin de la 13ᵉ olympiade, 1700 ans avant l'apparition de *Musa* et de *Charmis,* premiers médecins d'eau à la glace; 1810 ans avant celle de *Mé-nécrate-Jupiter,* qui se disait sans façon le maître et le dieu des médecins, et près de 2000 ans avant qu'on ne connût les docteurs *Latet, Patet, Auscultans, Scabiosus,* et autres qui, soit par leur système, soit par leur esprit et leurs talents, ont acquis presque à la même époque une brillante et productive renommée.

ENSEIGNEMENT MÉDICAL.

NOUVELLE FACULTÉ DE MÉDECINE DE PARIS.
(An de grâce et de régénération.)

RÉFLEXIONS SUR LA NOUVELLE ORGANISATION DE L'ENSEIGNEMENT EN MÉDECINE.

—

S'il n'y avait pas dans le ressort de la faculté de médecine de Paris des cours particuliers , les jeunes gens qui arrivent chaque année pour étudier les sciences médicales auraient de la peine à en connaître les principes élémentaires. Se faire inscrire sur les registres de la faculté avant le 15 novembre, payer ses inscriptions, et recevoir sa carte d'entrée au cours, telles sont les principales formalités que les élèves ont à remplir. Quant à l'instruction primaire dont ils ont essentiellement besoin , ils sont forcés d'y renoncer, à moins de la payer fort cher en suivant les cours particuliers, dits de l'école pratique. Voilà un abus qui existait avant la réorganisation, et qu'il sera difficile de détruire , si les professeurs titulaires ne se décident pas à faire des leçons *moins savantes*, et surtout à finir régulièrement chaque année les cours dont ils sont chargés.

Dans l'état actuel de l'enseignement, la loi du 14 frimaire an III, et celle du 10 mai 1806, se trouvent remplacées par l'ordonnance du roi en date du 2 février 1823. Cette nouvelle ordonnance peut bien exciter l'émulation de quelques jeunes docteurs, à peine sortis des bancs de l'école, mais elle paralyse celle des médecins qui s'étaient acquis, par leur mérite seul, le droit de concourir un jour pour les places de professeurs titulaires ; en outre, elle disgracie une partie de nos meilleurs professeurs, devenus étrangers au sein même de la faculté, qui naguère leur devait une partie de son éclat.

Comment ne pas déplorer la perte de ces hommes qui, riches des découvertes acquises au prix de leur santé, de leur fortune, s'en dépouillaient au milieu de leurs élèves, satisfaits de fournir les moyens de conserver des citoyens à leur patrie ! Rendus inutiles à l'école, ils sont comme ces antiques débris, chefs-d'œuvre de l'art, qui, transplantés sur un sol étranger, n'y peuvent servir à la construction d'aucun monument, mais sont là pour attester la supériorité de ceux auxquels ils ont appartenu.

Quelle ressource cette ordonnance laisse-t-elle aux médecins qui professent depuis plusieurs années ? celle de concourir aux places secondaires.

Par cette ordonnance, le nombre des facultés et des écoles secondaires n'a augmenté ni diminué, mais celui des professeurs s'est multiplié considérablement. Pour parvenir à ce résultat, quel moyen a-t-on employé ? l'*agrégation*.

Quels sont les *agrégés* ? des docteurs qui, pour la plupart, ne sont connus que de ceux qui les ont protégés.

Quels ont été leurs titres pour parvenir à cette place ? Des ouvrages ? la plupart n'en ont point fait. Des cours particuliers ? à l'exception de quelques uns, ils ne se sont jamais donné la peine d'instruire personne. L'opinion publique ? elle ne les y appelait pas. Comment se sont-ils fait connaître ? nous gardons le silence. Comment feraient-ils de bons professeurs ? nous l'ignorons.

Dès l'instant où on voulait opérer une nouvelle réorganisation dans l'enseignement, il était facile, ce me semble, de choisir non seulement dans la capitale , mais encore dans les autres villes, des hommes d'un mérite reconnu ; c'est ainsi que MM. Chaussier, Desgenettes, etc. , furent tirés des villes dont le théâtre était devenu trop petit pour leurs talents. Sans aller plus loin , Paris contenait dans son sein les hommes qu'il fallait à l'école. Ce n'est pas sans étonnement qu'on a vu oubliés sur la liste des nouveaux professeurs, les noms des médecins recommandables par leurs écrits et par leurs services civils ou militaires, et qu'on a vu les places dues au mérite échoir à la protection et à l'intrigue. Comment le célèbre auteur des Phlegmasies chroniques, le propagateur zélé de la vaccine, n'ont-ils pas été nommés professeurs ? Nous l'ignorons. Comment les noms des Bally, des François, des Larrey, etc., n'ont-ils pas été inscrits sur la liste des agrégés ? Nous l'ignorons encore...

Il existe, comme anciennement, plusieurs variétés de grades distincts les uns des autres par des dénominations différentes. Nous avons des professeurs honoraires et titulaires, des agrégés en exercice, des agrégés stagiaires, et nous ne tarderons pas d'avoir un certain nombre d'agrégés libres.

De cette manière, il se formera une corporation qui, en s'emparant de l'enseignement, pourra en exclure les membres qui ne leur conviendront pas. Alors les autres médecins ne pourront établir de nouvelles doctrines, faire de nouvelles découvertes, sans s'attirer l'animadversion de la faculté; alors les élèves, courbés sous une verge dictatoriale, seront obligés de faire amende honorable pour avoir mis dans leurs thèses l'éloge de Cabanis, ou pour y avoir placé quelques phrases qui paraîtraient amphibologiques selon le système des interprétations ; alors on ne pourra être bon médecin qu'en ayant les mêmes opinions que ses professeurs, et les malades ne pourront être guéris s'ils ne sont traités en pensant comme tel ou tel grand maître.

Tel est le système de corporation qui commence à s'élever parmi nous , et dont on ne reconnaîtra les abus que trop tard.

DEUXIÈME FRAGMENT

SUR L'HISTOIRE DE LA MÉDECINE.

—

Nous avons vu l'ÉCOLE D'HIPPOCRATE bouleversée dans ses principes, dans ses opinions, dans les maîtres qui l'avaient illustrée, et devenue une ÉCOLE D'HYPOCRITES. Une main profane, de sacriléges intrigues avaient entièrement corrompu cette précieuse institution, et on y voyait de toute part prévaloir l'ignorance, la délation, l'impudeur, la servilité.

..... Or, il arriva que les maîtres intrus voulurent s'adjoindre quelques médecins capables de rendre à cette école son lustre antique. Ils appelèrent de toutes les parties du monde les disciples du vieillard de Cos qui voudraient concourir à cette régénération, et ils promirent solennellement de décerner la palme aux plus éminents en mérite ; mais comme ces nouveaux maîtres étaient tous

ignares ou intrigants, ils favorisèrent l'ignorance et l'intrigue, et écartèrent plusieurs
concurrents qui n'avaient d'autre tort que celui
d'être redoutables par leur science.

Cependant la lutte s'engagea avec chaleur :
on accourait de tous les pays voisins pour
assister à ce combat scientifique où de vigoureux athlètes se disputèrent long-temps le
prix. Lorsqu'enfin le moment décisif arriva
de distribuer les couronnes, la voix publique
désignait d'avance les vainqueurs ; elle pres-
sait les juges de ne pas donner à la présomp-
tion ou à la médiocrité les récompenses qui
avaient été promises au vrai talent. Ils allaient
obéir malgré eux à cette impulsion généreuse :
déjà quelques noms illustres étaient proclamés, lorsque *Ganachios* se leva et dit : « Dignes
remplaçants d'Hippocrate, que faites-vous ?
est-ce ainsi que vous soutenez les principes
qui ont présidé à la réforme de notre Gymnase
Iatrique ? encore deux noms célèbres, et votre
ouvrage est détruit. Qu'allons-nous devenir,
si le talent se trouve en majorité parmi nous ?
Que deviendrez-vous, alors, brûlant *Ricanès*,
qui savez si bien ordonner un verre d'eau à la
glace ? vous, sensible *Gallina*, dont le cœur
palpite toujours pour la science ; vous, révé-

rendissime *Décanos*, pieux *Phiséas*, gracieux *Yadios ;* et vous *Lipémanès*, si connu de la folie, si cher à l'idiotisme ; vous enfin, très puissant *Callyos*, qui nous dirigez avec tant d'art, et savez si bien accorder les intérêts et les principes ? Que deviendrai-je moi-même, je vous le demande, frappé de terreur... Qu'avons-nous besoin de savants? il nous faut des adeptes dévoués et des disciples soumis. »

Ganachios avait fini de parler : le visage des juges se rembrunit : deux noms barbares furent mystérieusement placés dans l'urne, et proclamés au milieu des huées de la multitude. Le premier était celui d'un transfuge qui avait lâchement abandonné ses frères dans une ville ravagée par la peste, après avoir sollicité et ravi à cent autres l'honorable mission de porter les secours d'un art divin à ses malheureux habitants. Son pays l'avait voué à l'opprobre, et le monde avait flétri à jamais le nom d'*Amaril*. Le second désignait un ilote obscur, qui n'avait pour tout savoir qu'une aveugle routine, et pour talent qu'un verbiage effronté. Il ignorait complétement les premiers éléments du langage, et avait été incapable de parler et d'écrire dans la même langue que les savants dont il usurpait la place.

Ainsi s'accomplit, le douzième jour de la XXIVe olympiade, la régénération scientifique si pompeusement annoncée ; l'antique école d'Hippocrate fut alors déshonorée sans retour, et elle resta plongée dans les ténèbres de la barbarie.

MÉDECINE PERTURBATRICE.

—

On frémit quand on pense que plusieurs médecins de nos jours traitent les maladies de poitrine, même les plus aiguës, avec de l'émétique donné à des doses si fortes, qu'on ne conçoit pas qu'ils puissent sauver un seul malade. Mais on est bientôt rassuré en apprenant que ce traitement extraordinaire est familier à M. le docteur Laënnec, dont les talents et les succès sont si propres à inspirer la confiance et à dissiper toute crainte sur les résultats d'une pratique aussi hardie. On ne peut même pas accorder l'antériorité à ce médecin si justement célèbre par des découvertes que personne ne songe à lui contester. Avant lui, on avait déjà mis en usage ce mode singulier de curation. On trouve dans l'Histoire de l'ancienne académie royale des sciences, année 1715, page 11, une observation du médecin Rouhault, sur un vomissement de sang, c'est-à-dire une hémoptysie fréquente et menaçante, qu'il ne put guérir qu'à force d'émétique; et on a vu le chirurgien Acton, père du fameux ministre principal qui si long-temps gouverna le royaume de Naples, prodiguer ce remède dans les fluxions de poitrine, dans les phthisies déjà avancées, dans les rhumes chroniques, dans l'asthme invétéré, sans qu'on eût à lui faire d'autres reproches que de s'écarter de la méthode ordinaire. Je dirai plus, Acton, en expliquant la manière d'agir de l'émétique donné ainsi et à pleine main (c'était son expression), employait un raisonnement très analogue à la nouvelle théorie adoptée par M. Laënnec, et que les médecins contre-stimulistes de notre temps ne désavoueraient pas.

Ceci soit dit pour que les malades cessent de s'effaroucher, quand, au lieu de dix saignées qu'on leur eût faites, dans une péripneumonie, il y a quelques années, et que leur feraient encore bien des médecins de notre époque, on leur fait avaler je ne sais combien de grains d'émétique, dont l'idée me ferait trembler aussi, si je connaissais moins bien le sage et savant propagateur de ce genre de traitement.

P.

MÉDECINE A LA GLACE.

—

Antoine Musa ayant, par hasard, guéri Auguste avec des bains froids, obtint l'honneur insigne d'une statue publique, mais ayant ensuite fait périr Marcellus, gendre et neveu chéri de cet empereur, par l'usage des mêmes bains, le peuple furieux le chassa de Bayes, où il avait commis cette impéritie, et voulut l'assommer à coups de pierres. Après cet évènement si fâcheux pour les Romains, aucun médecin n'osa prescrire de bains froids; la médecine devint chaude, *calida*, et elle acquit un surcroît de finesse, *callida*, au dire des malins du temps. Mais un certain Charmis accourut, de Marseille, pour rétablir le règne de la médecine glaciale ; et comme il traitait autrement que ses confrères de Rome, il eut bientôt une vogue qui pensa les ruiner tous. Sénèque, tout philosophe et tout vieux qu'il était, sacrifia, un des premiers, à la mode, et, cette fois, comme elle n'avait pas tué de prince, elle se soutint long-temps. C'est en

Italie qu'elle a duré le plus, car, aujourd'hui encore, elle y est presque dominante ; et nos médecins qui, sans réflexion, imitent avec une pitoyable servilité ceux de cette contrée, ne conçoivent pas assez la différence qui existe dans la température habituelle des deux climats ainsi que dans la constitution physique de leurs habitants. Baglivi la connaissait bien cette différence si digne d'attention ; il convenait que les préceptes d'Hippocrate étaient applicables, presque sans restrictions ni modifications, dans toute la Sicile, qui fut jadis la Grande Grèce, mais qu'il fallait absolument les changer avec prudence à mesure qu'on approchait des pays tempérés, et, à plus forte raison, des régions froides. Et cependant nos modernes docteurs, dont, il est vrai, la plupart n'ont lu ni Hippocrate ni Baglivi, s'obstinent à faire la médecine à la glace comme la font les Rasori, les Tomasini, les Janini, et autres ultramontains actuellement en possession de corrompre les meilleures doctrines. C'est de leur pays qu'était déjà venu ce fameux Bernard-Marie de Castrogixanne, dit le capucin de Malte, qui, après avoir employé pour tout remède la glace et l'eau glacée, chez plusieurs malades de distinction, à Palerme et dans toute la Sicile, où il était appelé le médecin d'eau froide, *il medico d'el acqua fresca*, porta à Malte sa singulière pratique, et il y guérit le comte de Bévérens de palpitations de cœur qui allaient jusqu'aux convulsions ; le commandeur Guarena, affecté d'un squirrhe au foie ; le bailli Luffo, qui avait une fièvre violente accompagnée de symptômes les plus graves. Les journaux qui, en 1724, annoncèrent ces cures brillantes, ne dirent rien des revers qu'essuya le révérend père, et pour cause.

On voit que la médecine à la glace n'est pas nouvelle, et qu'il n'y a de nouveau que sa transplantation dans notre pays, où certainement Galien, l'un de ses plus anciens partisans, ne l'aurait pas exercée avec l'imprudence et l'abusive fréquence que montrent nos savants du jour.

Je joins ici un exemple bien propre à les rendre plus circonspects qu'ils ne l'ont été jusqu'à présent. Madame la comtesse de Coll..., âgée d'environ 38 ans, ayant un embonpoint excessif et incommode, qu'on avait déjà heureusement diminué de moitié, étant dans sa loge à l'Opéra, il y a deux ans, fut frappée à la tête, qui était trop peu couverte, d'un vent très froid qui détermina presque aussitôt un violent coryza, ou rhume de cerveau. Habituée à respirer par le nez, elle fut forcée de respirer par la bouche. ce qui lui causa beaucoup de gêne, une grande anxiété et une espèce de râle. Ses nombreux domestiques, venus avec elle d'Allemagne, et dont elle était la mère plus encore que la maîtresse, furent effrayés de la voir dans cet état, quoiqu'il ne fût point dangereux, envoyèrent dans la nuit chercher M. le docteur..., lequel ne put venir que le matin, et fit, sans questions préalables, ni éclaircissements, appliquer sur la tête des masses de glace, qu'il ordonna de renouveler à mesure qu'elles fondraient. Ce supplice ne fut pas long, et, au bout de quarante-huit heures, une succession immense fut dévolue à des héritiers qui, aimant et honorant leur noble parente, ne comptaient guère et désiraient encore moins en jouir sitôt.

Il est, sans doute, des cas dans lesquels l'usage de la glace, au dehors et intérieurement, peut produire de salutaires effets. Mais, pour Dieu, messieurs les médecins, étudiez, approfondissez bien ces cas, et ayez toujours présent à la pensée qu'on ne doit pas traiter les malades à Paris comme on les traite à Naples.   P.

PETIT ÉCHANTILLON

DES GRANDS EFFETS DE LA MÉDECINE MODERNE.

Dans l'une des salles de l'hôpital d'une certaine ville, bien loin de Paris, où les médecins, comme chacun sait, sont tous ou presque tous des hommes savants et habiles, étaient à droite, en entrant par le côté de la chapelle, neuf malades, et à gauche douze, en tout vingt-un ; les uns ayant une gastro-entérite, une pleurite, ou une choroïte ; les autres étant affectés de coxalgie, de névralgie ou de céphalalgie.

Le médecin prescrivit à la plupart de ceux du premier rang, pendant plusieurs jours, un bain dans lequel il entrait près d'une livre de tartrite antimonié de potasse, autrement d'émétique, dont il fut obligé de faire les frais, l'administration ayant refusé de s'en charger, *à cause de l'inhabitude d'une pareille allocation.* Quinze malades, de l'un et de l'autre côté,

prirent, en trois jours, chacun 108 grains d'é-
métique, sans compter ce qu'on leur en appliqua en friction, avec de la salive, au creux
de l'estomac. En outre, le dessus de la tête,
chez quelques uns, fut incessamment convert
et chargé de glace, en masses souvent renou-
velées; et les vésicatoires, les onctions de baume
opodeldoch, ne furent épargnés à personne.
On voulait faire triompher la médecine dite par
contre-stimulisme des Italiens.

On ne se reposa pas un moment : le mal fut
poursuivi sans relâche; et on ne craignit pas
de faire intervenir le ciel dans ce formidable
traitement, en chantant, avec un recueillement dont peu de monde fut la dupe, ce beau
passage d'un des hymnes les plus élégants et
les plus respectables de notre sainte religion :

> Sine tuo numine,
> Nihil est in homine,
> Nihil est innoxium.

Cependant, dans le même rang, et à côté
l'un de l'autre, gisaient, tremblants pour leur
peau, un pauvre musicien milanais et un vieux
prêtre, qui, ayant vu disparaître, nonobstant
l'énergie héroïque des remèdes qui leur avaient

été prodigués, les trois quarts de leurs compagnons de salle et de misère, criaient, dès qu'ils voyaient arriver le médecin *expéditionnaire*, escorté d'autant de disciples qu'en traînait jadis à sa suite son camarade *Simachus*, de Rome; criaient, dis-je, le premier, Grâce! grâce! *pieta ! pieta !* et le second, Ayez compassion de moi, illustre docteur! *miserere mei ! doctor insignis.* Mais ces clameurs n'étaient guère écoutées; et un matin, on allait empoigner l'infortuné ecclésiastique, pour commencer enfin sur lui la *rasorienne* curation, lorsqu'à genoux sur son lit, et joignant tristement les mains, il fit entendre ces paroles touchantes, tirées de l'un des psaumes du prophète-roi, *Non mortui laudabunt te, Domine... sed nos qui vivimus.* « Ce ne seront pas les morts qui vous loueront, seigneur docteur; mais nous, si vous nous laissez vivre, nous pourrons chanter vos louanges. »

A ces mots, l'esculape étonné accorde en effet la vie au pieux harangueur, c'est-à-dire qu'il lui signe, à l'instant, un billet de sortie, dont le bonhomme se dépêche de profiter; et on rapporte que, se sauvant au galop, il se retourna du côté de son *libérateur,* et que, lui montrant le poing, il s'écria : *Siccinè de corio*

humano ? « Est-ce ainsi qu'on traite le genre
» humain ? »

Pour tout dire, en finissant, il y eut, dans
la salle attenant à la chapelle, en moins de
quinze jours, et sur vingt-un malades, qua-
torze morts : ce qui manifeste clairement l'excellence ainsi que la solidité des préceptes de
la médecine par contre-stimulisme, qu'a vue
naître parmi nous et chez nos voisins, qui se
piquent de nous surpasser en toutes choses, le
commencement d'un siècle qui semblait devoir mettre un terme à tous les genres de destruction.   P.

ORDONNANCES

DES MÉDECINS.

—

Un ancien a dit que de tous les arts il n'y a que la médecine qui ait de l'empire sur les empereurs, qui régisse les rois, qui gouverne les gouverneurs, et qui soit maîtresse des maîtres. *Inter artes, sola medicina imperat imperatoribus, reges regit, gubernatores gubernat, dominos dominatur.* Aussi Platon disait-il qu'on ne pouvait s'empêcher de considérer et d'estimer ces hommes (les médecins) qui, soit parmi leurs concitoyens, soit à la cour des rois, forcent chacun, par la seule autorité de leur profession, à se conformer, bon gré mal gré, à ce qu'ils ont tracé par écrit. *Existimare eos civiles ac regios homines qui arte sua imperant, volentibus, nolentibus, secundùm scripta; nàm et medicos sic appellamus.* Le mot *scripta* équivaut ici à celui de *prescripta*, et de ce dernier dérive le terme français prescription, auquel nos médecins auraient dû s'en tenir, au lieu de se servir orgueilleusement de celui d'ordonnance, qui leur a attiré tant de reproches et tant de désagréments. Il eût encore mieux valu dire concinnation, surtout quand une formule renferme plusieurs articles.

Ce furent les clercs et les moines qui employèrent les premiers le mot ordonnance. Médecins à la fois du corps et de l'âme, ils imposaient également les *peines* et les *remèdes*, une pénitence et une médecine; et leurs ordres, dans ces deux cas, quoique si différents, étaient réputés sacrés et inviolables.

Charlemagne, qui ne voyait dans son médecin qu'un sujet salarié par lui pour veiller à sa santé, et qui, en général, n'aimait pas les médecins, se fâchait quand on lui parlait de leurs ordonnances. « Ils vous ont ordonné, disait-il un jour à Eginard, de garder la chambre; et moi, je vous ordonne de vous moquer de leurs ordonnances, et veux qu'à l'avenir ce mot ne soit jamais prononcé dans mon palais. »

Les successeurs de Charlemagne traitèrent moins durement les médecins. Louis XI fut esclave du sien, de Jacques Cottier, et on sait pourquoi. François Ier déférait avec docilité aux ordonnances de Fernel et surtout de Lecoq.

Daliboux venait d'en faire une pour Henri IV,
et il s'en vantait devant quelques courtisans :
« Bon homme, lui cria le roi, ce n'est pas çà;
» *or, donnez-moi un remède !* »

Son fils Louis XIII, accoutumé au joug de
son ministre, portait aussi celui de ses médecins. Heroard, d'accord avec Bouvard, le pur-
gea cent trois fois dans une année ; et on pourra
juger du profit qui en revenait à cet archiatre,
lorsqu'on saura que, chaque fois que le roi prenait médecine, ce qui devait être servi sur la
table royale appartenait en grande partie au
premier médecin.

Le cardinal de Richelieu, si fier et si des-
pote, obéissait sans façon à Citois, son médecin, par l'ordonnance de qui il restait quelquefois deux jours de suite au lit. Cette éminence
ayant chassé de sa présence le facétieux et spi-
rituel abbé Bois-Robert, qui lui servait de
bouffon, et étant ensuite tombé malade de
tristesse et d'ennui, voulut que Citois lui or-
donnât quelques remèdes, et aussitôt il lui fut
présenté cette formule en deux mots : *Recipe
Bois-Robert.*

Lorsque Louis XIV tomba si dangereusement malade à Calais, on fit venir d'Abbeville
un bon médecin picard, qui, sans se gêner,

s'assit sur le lit du roi, et lui dit, en le caressant de la main : Nous guérirons ce gros garçon, mais je lui ordonne de se taire ; propos d'une grossière familiarité, dont la cour s'indigna, et dont le jeune roi se souvint toute sa vie, au point que l'ayant répété un jour devant la faculté, il affecta de dire que lui seul avait le droit d'ordonner, et que le mot *ordonnance* lui déplaisait *souverainement* de la part de ses médecins : à quoi, l'un d'eux, le vieux Delorme, osa répondre qu'il avait fait des ordonnances à Henri IV et à Louis XIII, ses augustes prédécesseurs, et qu'un roi qui avait besoin de son art n'était pour lui qu'un malade.

Cependant les médecins continuèrent d'ordonner, même à la cour ; et Fagon, malgré les satires et les menaces du duc de Grammont, ne voulut pas en démordre. Il fit même si bien que, le roi étant attaqué de la fistule à l'anus, on ne manqua jamais d'annoncer, dans le bulletin de sa santé, que S. M. avait été purgée ou saignée par ordonnance de M. le premier médecin, ce dont Louis XIV ne se fâchait plus, se sentant dans la dépendance de ce docteur, qui savait d'ailleurs mériter toute sa confiance.

L'usage et l'habitude des ordonnances se soutint sous les règnes suivants ; mais les médecins antiques n'y mirent ni morgue, ni prétention ; ils avaient trop d'esprit et un trop bon esprit pour se donner ce ridicule.

Louis XV commençait à ne plus monter à cheval avec la même légèreté ; le premier chirurgien, Pichaut de La Martinière, se trouvant au départ pour la chasse , et voyant le roi hésiter sur l'étrier, s'avança machinalement pour lui lever le pied. « J'aurais bien besoin , mon cher » Pichaut , de la vertu de vos ordonnances, lui » dit en riant le monarque. — Ah ! sire , ré-» pondit le bon et fidèle serviteur, s'il m'était » permis d'ordonner quelque chose à votre ma-» jesté... — Ce serait d'enrayer , n'est-ce pas ? » repartit Louis XV. — Ce serait mieux que » cela, s'écria Pichaut , je lui ordonnerais de » dételer ; » et le roi convint qu'il avait raison.

Que les gens de l'art renoncent donc enfin à ce langage hétéroclite des ordonnances ! Ils ont tant d'expressions plus raisonnables à substituer à ce mot tout-à-fait burlesque et absurde ! N'ont-ils pas celle de prescription, qui, quoique encore un peu magistrale, est pourtant plus modeste et plus honnête. Les médecins qui ont le sentiment des convenances renoncent peu à peu à ces locutions barbares et antiques: ils conseillent , ils donnent des avis;

ils prescrivent et font des prescriptions ; ils donnent des recettes ; ils formulent, ils délibèrent, ils consultent ; mais ils n'ordonnent plus, ils ne font plus d'ordonnances. Prescriptions et ordonnances se ressemblent un peu ; mais l'un vaut mieux que l'autre.   P.

DU LANGAGE ÉNIGMATIQUE

DES MÉDECINS.

—

Il est des hommes qui ne parlent jamais comme les autres ; il est surtout des médecins qui veulent toujours s'exprimer autrement que leurs confrères. Nous connaissons un de ces docteurs qui passe tantôt pour Normand, tantôt pour Manceau, et qui est tout bonnement du pays de M. Desmazures. Il n'a pas la rustique loyauté de ce noble campagnard, étant, au contraire, très doucereux, très obséquieux, très poli ; il n'en a pas non plus la grosse franchise, car il s'attache à être de l'avis de tout le monde, caressant tour à tour les gens d'opinion opposée, affectant dans une maison où il trouve *le Constitutionnel,* de le lire, d'en louer les principes, d'en admirer la rédaction, tandis que dans une autre, d'où ce journal est exclus, il lui fait son procès et le charge d'anathèmes. Voilà pour la politique. C'est tout de même pour la médecine : notre homme en lâche à peine un mot, qu'il court aussitôt après , ou pour le retirer ou pour le commenter, tant il a peur de s'être compromis. Il dit d'abord à son malade : « Vous avez la fièvre ; » et, au moindre signe d'inquiétude, « Non, reprend-il, ce n'est pas la fièvre, c'est un léger mouvement *pyrexique* qui va cesser dans l'instant. » Personne ne le comprend : tant mieux, il n'en a que plus d'assurance, et il triomphe d'avoir dit ce qu'aucun de ses confrères n'eût songé à dire. Telle est son inépuisable complaisance , tel est son constant désir d'avoir la paix avec l'univers entier, que si , par hasard, on l'appelle pour combattre une maladie , un accident, à leur vue les armes lui tombent des mains ; il aime mieux caresser l'ennemi que de le contrarier dans sa marche ; il ose à peine prononcer son nom , qu'il déguise ordinairement par les plus singulières périphrases ; enfin il laisse tout doucement le malade, fût-il à peine adolescent, passer à ce qu'il appelle une meilleure vie, plutôt que de faire un effort pour le retenir dans celle-ci.

Les journaux se sont dernièrement égayés sur la subtilité d'un pacifique et malin *Diaphoirus*, ainsi que sur la spirituelle ambiguïté de ses expressions. Il s'agissait d'une belle et riche orpheline qu'on voulait retirer d'un petit pensionnat, où elle se plaisait à tel point, qu'elle bravait l'autorité de son tuteur, qui, non arbitrairement, mais par mesure de prudence et de bienséance, avait résolu de la faire entrer dans une autre maison, et de l'avoir près de lui à Paris. On objectait que la santé de la jeune personne, naturellement très *impressionnable*, au dire du docteur, pourrait souffrir beaucoup, excessivement, de ce déplacement *obligé;* qu'elle avait les nerfs prodigieusement mobiles et irritables ; qu'on avait vu résulter de ces séparations, qui tiennent de si près au sentiment et à la douce intimité, des désordres terribles dans l'économie animale, et que déjà il était facile de remarquer le trouble survenu dans les fonctions tant sensitives qu'intellectuelles de notre demoiselle.

Le tuteur, sourd aux phrases miellées et amphigouriques du médecin compatissant, a recours au magistrat, et, chose étrange ! le docteur sera d'abord écouté, ses décevantes paroles l'emporteront sur les convenances et le bon droit, la belle mineure ne partira pas. Mais un appel décisif et sérieux est provoqué ; il faut une déclaration médico-légale consta-

tant qu'il y a péril éminent dans l'éloignement
et dans l'obéissance imposés à la pupille récal-
citrante. Alors on se réunit, on raisonne, on
se met l'esprit à la torture, et on ne craint pas
de consigner par écrit, après un préambule
puéril et misérablement spécieux, que la personne en question se trouve dans un état *anor-
mal* de santé; qu'elle est languissante et fébri-
culeuse; enfin, qu'on la juge atteinte et affectée d'une *nostalgie inverse*, ce qui rendrait
très dangereux son transport en un autre lieu,
et pourrait entraîner les suites les plus graves,
corporellement et mentalement parlant.

Mais, dites-nous donc, savant et merveilleux
docteur, d'où vient que vous n'appelez plus les
choses par leur véritable nom ? et pourquoi,
toujours insidieux, toujours amphibie, évitez-
vous si soigneusement de vous faire entendre?
Nostalgie inverse! celle-là est bonne, et je
vous réponds que vous ferez proverbe parmi
les médecins et parmi les gens du monde.
C'est vous qui êtes un *inverse*, vous qui, voulant obtenir pour votre cliente l'*inverse* de la
prudence, du bon exemple et du lien de famille, n'avez pas balancé de dire l'*inverse* de
la vérité, de jurer l'*inverse* du cri de votre conscience, de faire l'*inverse* de votre devoir, et de

porter jusque dans le sanctuaire de la justice
l'*inverse* du respect que chacun doit lui avoir
voué. Comment avez-vous osé essayer de vous
jouer d'elle, avec des mots si insignifiants, si
absurdes, si repoussants l'un pour l'autre? C'est-
à-dire que s'il s'agissait d'une dysenterie, vous
diriez, sans façon, que c'est une constipation
inverse ; et une insomnie ne serait, selon vous,
qu'un sommeil *inverse* aussi.

Certes, M. Desmazures, votre compatriote,
ne se serait pas rendu ridicule à ce point. Il
eût dit, dans son langage naïf : « Qu'est-ce donc
» que ça ? la femelle veut absolument rester où
» elle est ! raison de plus pour l'en faire sortir.
» Il n'y a migraine, vapeurs, larmes, ni petit
» calin de docteur qui y tiennent. Je ne crois
» pas un mot de ça, moi; et puisque le tuteur,
» homme sage et probe, le veut, c'est qu'il sait
» ce qu'il fait, et qu'il fait bien. Or sus, taisez-
» vous, mon pays, vous n'êtes qu'un sot ; et vous,
» mademoiselle, vite ! déguerpissez. »

DES MÉDECINS TARTUFES.

—

Il est des exemples de conversions sincères et véritables ; mais on voit un bien plus grand nombre de changements simulés et d'amendements fictifs. Pour une âme résipiscen te qui s'écrie : Seigneur , pardonnez-moi , parceque j'ai péché ! combien d'hommes, de nos jours, murmurent tout bas : Grand dieu ! faites que je passe pour juste et pour probe : *Da justum probumque videri ;* et enveloppez d'un nuage épais mes coquineries ! *et peccatis objice nubem.* Il faut bien se défier de ceux-ci , car ils sont d'autant plus suspects, qu'ils vont toujours au-delà des bornes. Comme ils ont marché d'excès en excès dans la carrière du mal, ils ne savent pas se contenir dans le simulacre du bien , et ils y commettent autant d'extravagances qu'ils en faisaient dans le cours de leurs abominations ; c'est ce qui les fait découvrir et les trahit presque toujours. Ainsi, tel dont on n'eût rien dit s'il avait eu le bon esprit de cacher sa vie, devient l'objet des plus fàcheuses réminiscences, lorsqu'il a la maladresse de se mettre en évidence, et de faire contraster ouvertement sa conduite actuelle avec celle qu'il a scandaleusement tenue autrefois. Qui est-ce qui aurait parlé des auto-da-fé que fit, en 1793, le docteur..... de tous les objets consacrés au culte qu'il rencontra dans les églises et sur la voie publique, si on ne le voyait pas aller chaque jour, jusqu'à trois fois, dans les mêmes lieux qu'il a tant profanés, se faire arroser d'eau bénite, se prosterner au beau milieu de la nef principale, et y affecter le pieux recueillement d'un chrétien méditant sur la sainteté de notre religion ? Il n'est qu'un hypocrite, qu'un vil pharisien : mais il croit en imposer, et peut-être en impose-t-il en effet, car dernièrement il a obtenu un emploi avantageux, à la concession duquel sa fausse réputation de piété pourrait bien avoir contribué, ce qui peut tirer à de dangereuses conséquences, et multiplier, pour le malheur de la société et le plus grand préjudice de la religion, ces misérables, ces sacriléges qui se jouent impunément, qui trouvent même du profit à se jouer de tout ce qu'il y a de plus sacré sur la terre.

L'homme au cœur vraiment religieux est digne de notre respect. Le fourbe, qui s'attache à nous tromper par des dehors d'une piété artificieuse, ne mérite que notre indignation et notre mépris. Mieux vaut un scélérat bien connu qu'un faux dévot qui se cache.

Faut-il avouer que c'est la classe des médecins, classe d'ailleurs si estimable et si honorable, qui, dans ces derniers temps, a fourni le plus de ces cagots, de ces patelins intéressés qui croient, non sans de bonnes raisons, que le chemin du *moutier*, comme l'a dit Montaigne, est la vraie route des faveurs, et passent la plus grande partie de leur vie, non à adorer Dieu, dans l'étude et la contemplation de l'homme, son chef-d'œuvre, mais à l'insulter par un culte mensonger et impudent?

Un de ceux-ci, plus qu'aucun autre, jaloux, intrigant, fourbe et dissimulé, vient de recevoir un désappointement que nous allons tâcher de raconter. Il avait aussi brûlé des saints et des saintes, et, comme il s'en vantait lui-même dans son cynisme brutal, il avait mis le feu au Saint-Sacrement. C'était surtout en Espagne, pendant une de nos premières campagnes, qu'il avait commis ces profanations. Un jour, il fut surpris forçant, le bâton à la main, un pauvre frère récollet à lui débiter, avec la hache et la scie, en petits morceaux, un Christ de grandeur naturelle, et, de tout temps, l'objet de la vénération publique : et il le consuma en détail, dans son logement, comme bois à brûler. On n'ose rapporter ici ce qu'il se permit d'outrages et de lâcheté, à l'occasion de la tête de ce crucifix, qu'on voulait sauver, tant elle était admirablement sculptée, tant elle exprimait bien, sans comparaison, comme celle de Laocoon, une sublime résignation et une courageuse douleur !

Les temps étant changés, il fallut bien, comme le disait saint Remy à Clovis, adorer ce qu'on avait brûlé, puisqu'on avait brûlé ce qui devait être adoré : alors les trompeuses grimaces d'une fausse componction ont eu leur tour ; alors, ne pouvant être honnête homme, on a pris le masque de la dévotion ; alors enfin, ne pouvant plus réduire en cendres les objets sanctifiés par la religion, on s'est jeté à leurs pieds, on a eu l'air d'y gémir, d'y sangloter, et, pour ne rien oublier du nouveau rôle qu'on avait à jouer, on a dénigré, calomnié, dénoncé son prochain, en commençant par les petits, et attaquant ensuite les grands, et particulièrement ceux dont on pouvait espérer la dépouille. On connaît la fable du philosophe et du chien : celui-ci, d'un naturel hargneux, après avoir mordu le sage qui était sans défense, voulut en faire autant à un passant armé d'un bon bâton ; il reçut, cette fois, le châtiment qu'il avait mérité.

Un savant et célèbre médecin occupe et remplit, avec la plus rare distinction, une des premières places de la médecine militaire. Notre iconoclaste ose aspirer à ce poste, lui, qu'on croit être devenu, de cuisinier, apothicaire, et d'apothicaire médecin : en quoi il n'y aurait pas grand mal, s'il pouvait oublier le langage de son premier métier, et ne pas prendre, dans ses écrits, pour ses Apollons, les chapons gras, les dindons fins, les cochons de lait, etc. Voilà donc le brûleur d'images qui a flairé le morceau, et qui se met dans la tête de l'enlever à son honorable titulaire. « Calomnions, calomnions, à dire d'expert, il en restera, se dit-il, toujours quelque chose ; et le ministre, informé par moi que le médecin en chef de l'hôpital militaire de..... est mécréant, athée, matérialiste, etc., etc., ne pourra se dispenser de me nommer à son emploi, comme bon catholique, fréquentant les saints lieux, et toujours occupé d'œuvres pieuses. » Le trait empoisonné est lancé ; le ministre s'étonne, hésite, consulte, et veut savoir le secret de cette dénonciation. On lui raconte qu'elle vient d'un pervers, d'un tartufe, qui brûlait en Espagne les Christs et les tabernacles, et s'était rendu la terreur du sacerdoce. Qu'on l'avertisse, dit le ministre, de venir me parler. Et notre docteur enchanté accourt aussitôt au ministère, et ne doute point que son brevet de remplaçant ne lui soit à l'instant délivré. Mais, ô honte! ô désespoir! S. Exc. lui demande si c'est lui qui se nomme.... — Oui, monseigneur. — C'est donc vous qui avez accusé d'impiété, d'hétérodoxie, de matérialisme, le docteur B......! — Oui, monseigneur, et je crois avoir fait mon devoir. — A la bonne heure, dit le ministre; mais vous prétendez lui succéder!..... — Comme il plaira à votre Excellence, de qui je crains seulement de n'être pas assez connu. — Détrompez-vous, monsieur, je vous connais parfaitement, et je sais surtout *de quel bois vous vous chauffez.* A ces mots, le lâche dénonciateur prend la fuite, et ne reparaît plus que pour invectiver, de loin et dans de sottes lignes, la victime échappée à ses coups perfides.			P.

NOTES ET SOUVENIRS

TOXICOLOGIQUES.

—

Dans un petit village de France vivait, il y a quelques années, un ancien religieux que la révolution avait sécularisé. Il y avait fait l'acquisition d'une maison ayant un jardin qu'il cultivait lui-même, et assez près duquel passait un bras de rivière où il pêchait assidûment ; car il avait conservé l'habitude monastique de manger de préférence du poisson et des légumes. Il n'était plus jeune ; mais il jouissait d'une assez bonne santé. Seulement il avait eu deux ou trois érysipèles à la face, à la suite desquels il était resté un peu couperosé ; ce qui lui avait fait prendre, pendant plusieurs printemps, des jus d'herbes, et l'avait décidé à se faire ouvrir un cautère au bras gauche. C'était ordinairement sa vieille gouvernante qui pansait cet exutoire ; quand elle n'en avait pas le temps, une jeune fille qu'elle avait été autorisée à s'adjoindre était chargée de ce soin. Celle-ci, indiscrète et étourdie, avait été plusieurs fois sur le point d'être renvoyée. Elle parlait avec peu de respect à son maître ; et, un jour, se plaignant de ce qu'elle appelait son avarice, elle lui dit qu'on savait bien qu'il avait emporté la bourse du couvent, et qu'il nageait dans l'or et dans l'argent. Au lieu de la chasser, le bonhomme lui permit bientôt de recevoir la visite d'un parent qu'elle disait être un habile droguiste, et qui venait de loin la demander en mariage. Le cousin s'étant présenté honnêtement, et ayant une foule d'histoires et de nouvelles à raconter, on le retint pendant trois jours, et on fut bien aise de lui montrer le cautère, qui, depuis quelque temps, ne rendait presque rien. Il voulut le panser lui-même, ce qui lui arriva quatre fois pendant son séjour. La première et la seconde fois, il appliqua un peu de lait chaud, et par-dessus un cataplasme ; la troisième, il enfonça une boulette qui semblait avoir été faite de cire jaune, et qu'il couvrit de charpie trempée dans une liqueur propre, selon lui, à réprimer les chaires fongueuses. Le jour du départ, à dix heures du matin, il fit le quatrième pansement, auquel personne n'assista, la jeune servante occupant ailleurs la vieille, et écartant quiconque aurait pu troubler l'opération.

Notre moine avait été très gai et bien portant durant les trois jours qu'avait passés chez lui l'étranger, dont les contes l'avaient fort diverti. Il s'était livré, dans la dernière matinée qu'il passa avec lui, à ses exercices accoutumés, et son déjeûner avait été, comme de tout temps, très frugal ; cependant, presque immédiatement après les adieux, et le voyageur n'ayant pas encore fait une demi-lieue, il se plaint vivement de son cautère et de tout le bras, tombe dans son fauteuil, profère quelques mots mal articulés, porte ses mains à sa bouche, qu'il ne peut plus ouvrir, s'étend, se raidit, pousse quelques soupirs, et cesse de vivre.

La vieille gouvernante crie au secours, se lamente, se désespère ; l'autre se donne beaucoup de mouvement, va, vient, circule dans toutes les chambres, s'arrête plusieurs fois dans le cabinet du défunt, place, déplace, et feint d'être égarée par la douleur.

On publie qu'une apoplexie foudroyante vient de tuer le bon solitaire ; deux officiers de santé le disent, et chacun en reste persuadé. On n'apposa les scellés que le lendemain à la pointe du jour; ce fut, selon toutes les apparences, un peu trop tard. La fille se retire sans avoir touché ni réclamé ses gages échus. Elle va, courbée sous le poids de ses effets, chercher à une lieue de là la voiture publique; et on apprend quelque temps après qu'elle s'est mariée avec son cousin, et qu'ils sont en marché pour un magasin d'épicerie des plus considérables.

Tel s'est passé un évènement dont on a parlé diversement dans le temps, mais sans que personne, peut-être, eût songé au poison, ni suspecté les deux individus qui viennent d'être mentionnés.

Est-ce bien à une apoplexie foudroyante que notre ancien religieux a succombé? La chose n'est pas impossible; quoique cette terrible affection ne laisse point après elle l'étonnante rigidité des membres qu'on a pu remarquer dans le cas présent. Il est bien plus probable qu'il a été la victime de la cupidité, de l'hypocrisie, et d'une funeste initiation dans le secret des poisons. Mais comment et par quelle voie aurait-il été empoisonné?

Le pape Léon X devait l'être, en 1517, par un ulcère chronique qu'il portait à une jambe. Les cardinaux Petrucci et quelques autres, irrités de ce que ce pape avait ôté le duché d'Urbin au neveu de Jules II, avaient comploté ce lâche attentat; et c'était un nommé Vercelli, chirurgien de sa sainteté, qui devait faire le coup, moyennant une somme d'argent convenue. La conspiration fut découverte : trois des cardinaux, et en particulier Soli, ne se sauvèrent d'une prison perpétuelle qu'en payant une rançon ruineuse pour leur famille. Après avoir subi la question la plus douloureuse, le cardinal Petrucci, moins riche que ses confrères, ou peut-être plus coupable, fut étranglé dans la cour de la prison, et le traître Vercelli fut écartelé.

Ce misérable, qui sans doute connaissait un poison incomparablement plus expéditif que *l'aqua tophana* ou la *cantarelle*, un poison de la nature de celui qui enleva si promptement Britannicus à l'amour et aux espérances des Romains, était si sûr de son fait, qu'il avait annoncé aux conjurés que Léon ne serait plus à huit heures du matin, et il avait coutume de le panser à sept et demie.

On peut donc empoisonner par un ulcère ! On ne le savait que trop, en France, du temps de Catherine de Médicis, puisque son fils, François II, qui, dès l'âge de treize ans, avait un écoulement purulent par une oreille, avec excoriation de la peau du voisinage, étant mort inopinément, on eut l'injustice d'accuser Ambroise Paré, son premier chirurgien, de l'avoir fait mourir par des topiques empoisonnés : calomnie atroce dont cet homme de bien (qui, à la vérité, était huguenot) ne fut pleinement lavé et absous qu'après qu'un valet de chambre, écossais, et réligionnaire fanatique, eut fait en mourant la déclaration consignée dans les mémoires de Lelaboureur, que c'était lui et lui seul qui avait commis le crime en empoisonnant la coiffe du bonnet de nuit du roi, à l'endroit correspondant à ce qu'on appelait la fistule de l'oreille.

Dans un siècle plus reculé, le bon Ambroise, malgré son innocence, aurait bien pu subir le sort du pauvre Louis Delabrosse, l'un des chirurgiens de Louis IX, qui fut pendu à Montfaucon, le 30 juin 1276, peu de jours après la mort de Louis, fils d'Isabelle d'Aragon, première femme du saint roi, que l'infortuné docteur avait long-temps pansé pour des boutons au front, sur lesquels sa sentence portait qu'il avait méchamment et traîtreusement mis du poison.

Telle était la commune croyance de ces temps

de triste mémoire ; et qui sait si nous ne finirons pas par croire aussi, comme on le croyait il y a deux cents ans, que la duchesse de Beaufort, la belle Gabrielle, fut réellement empoisonnée par des gants venus d'Italie, quoique le poison, même le plus pénétrant, ne puisse être absorbé sur des téguments sains, comme il l'est sur une entamure quelconque?

On connaît les effets également prompts et meurtriers du contact, même instantané, des divers ipos ou upas avec une surface dénudée. On sait aussi que plusieurs personnes ont péri par l'application de l'acide arsénieux sur un carcinôme, sur des hypersarcôses, etc. Un narcotisme mortel est survenu , plus d'une fois, à la suite d'un clystère , ou d'une simple injection contenant plus ou moins d'opium.

On n'ose pas dire de combien de manière il est malheureusement possible de tuer par le poison. Nos livres ne devraient jamais parler qu'avec une extrême réserve de l'épouvantable science de l'intoxication. Des scélérats qui, il y a près de quarante ans, expièrent sur l'échafaud les vols et les assassinats commis par eux , au moyen de la poudre de *stramonium*, avouèrent aux juges que c'était dans tel dictionnaire d'histoire naturelle qu'ils avaient puisé cette fatale découverte, de laquelle, du temps et au rapport de Dioscoride, d'autres misérables avaient déjà fait un criminel usage que la justice punit du dernier supplice.

Aussi laissé-je à d'autres la tâche de deviner par quelle espèce de poison mourut le religieux dont nous avons parlé, en admettant toutefois qu'il mourut empoisonné, ce dont je ne puis douter, d'après les inductions, les documents et les preuves morales qui m'ont été fournis.

On ignore si, lors du dernier pansement, une odeur d'amandes amères se fit sentir dans l'appartement ; il n'eut pas le temps d'éprouver des coliques, ni des vomissements, mais il fut pris d'un trismus et d'une raideur tétanique telle qu'au rapport de deux témoins son corps fut placé dans la bière d'une seule pièce , c'est-à-dire, encore selon eux, comme si on y eût mis une statue de bois.

Quelles que soient au reste les conjectures qu'on puisse former, il est certain qu'un scélérat instruit et adroit est le plus terrible fléau de la société ; et sans prétendre jeter la terreur dans l'âme des personnes qui ont un exutoire, un ulcère, je les invite à s'assurer des gens qui les pansent, et à écarter tout inconnu qui leur offrirait ses services et leur proposerait des remèdes nouveaux.

P.

POISONS DES MÉDECINS.

—

Quelques médecins donnent intérieurement *l'acétate de plomb* (extrait de Saturne), pour supprimer les sueurs fâcheuses qui surviennent dans les affections de poitrine. Eh bien, c'est encore un de ces médicaments-poisons dont il convient de s'abstenir, quand on veut n'avoir jamais rien à se reprocher, et dont les bons effets sont d'ailleurs plus que douteux. Nous sommes vraiment dans le siècle de la démence médicale. On ne s'attache maintenant à découvrir des remèdes salutaires que dans les substances les plus dangereuses. Pour en expérimenter les effets pernicieux, on martyrise un grand nombre d'animaux, et, malgré tout ce qu'on observe, on ose se risquer dans l'art d'empoisonner lentement, et on ne se lasse que lorsqu'on est forcé de s'apercevoir que « *l'es-* » *tomac de certains malades* (qui meurent plus » promptement que les autres) *n'était pas ca-* » *pable de supporter ces médicaments , sans quoi* » *ils auraient infailliblement guéri.* » C'est à peu

près la naïveté de cet homme qui disait : « *qu'il*
» *était fâcheux que son cheval fût mort , car de-*
» *puis trois jours il s'habituait à ne plus manger.*»

On ne saurait trop s'élever contre cette ardeur d'inventer des remèdes , et surtout d'aussi
dangereux. Si la médecine a fait un grand pas
depuis trente ans , ce n'est certainement pas à
tous ces polypharmaques qu'on le doit ; ces
derniers, au contraire , en feraient bientôt l'art
le plus meurtrier ; il n'y aurait plus de salut à
espérer qu'au milieu des camps où on n'administre guère les médicaments de nouvelle fabrique. Les Bordeu, les Bichat , les Desault,
les Barthez , les Cabanis , les Corvisart, les
Hallé , les Percy ; et encore les Portal , les Pinel,
les Broussais , ont-ils inventé des remèdes ? et
à qui cependant doit-on le grand pas que la
médecine a fait ?...

Celui qui , comme nous , est à même de voir
les tristes effets qui résultent de ces meurtrières
préparations , est un lâche ou un monstre , s'il
n'a pas la force ou la volonté de les signaler de
manière à détruire la confiance qu'on peut y
ajouter, sur la foi de certains individus indignes
du titre dont ils sont revêtus.

Nous indiquerons comme médicaments plus
que suspects, l'*iode,* qui commence à devenir à

la mode, et qui, dans le principe, ne devait guérir que les goîtres ; mais maintenant il fait des merveilles dans toutes les affections cuta- nées, scrofuleuses, etc., etc.

La *noix vomique* dont on se sert contre la paralysie partielle, mais qui en occasione sou- vent une générale.

Le *nitrate d'argent* (pierre infernale). C'est bien un remède infernal, avec lequel cependant on *espère* parvenir à guérir l'épilepsie. Au meilleur marché, on en est quitte pour deve- nir noir comme un nègre.

L'acide hydro-cyanique, ou tout bonnement *prussique*, que notre savant chimiste M. Orfila caractérise ainsi : « Il a été (et malheureusement » il est encore) employé par quelques médecins » pour diminuer la toux dans les catarrhes et » dans la phthisie pulmonaire au premier degré; » mais il n'est pas démontré qu'il soit d'une uti- » lité marquée. Il est *extrêmement vénéneux*, et » doit être administré avec les plus grandes pré- » cautions. »

Enfin, les *préparations d'arsenic*. Ne faut-il pas avoir eu le diable au corps pour avoir osé faire des essais, afin de s'assurer si l'arsenic ne guérirait pas mieux les fièvres intermittentes que le quinquina qui les guérit fort bien ?

LES MÉDECINS VAMPIRES.

—

Il est à Paris des soi-disant médecins qui, pour la multitude crédule et superstitieuse, sont autant de vampires qui la sucent, la dévorent, et finissent par ajouter la misère à la maladie pour laquelle on est sottement allé les consulter ; ils sont aussi ignorants en médecine que ceux qui ont le malheur de leur confier leur vie, et c'est à force de mensonges, d'audace et d'astuce, qu'ils se rendent maîtres de l'esprit et de la bourse des bonnes gens. Ceux-ci, la plupart villageois, qui, pour un chèval ou un âne malade, n'épargnent rien, vont à l'économie lorsqu'il s'agit de leur propre santé. Peut-être aimeraient-ils tout autant voir un véritable et bon docteur, que le médecin aux urines, qui pourtant leur dit de belles choses, et voit leur mal comme à travers un verre ; mais il faudrait payer, chez l'un, la consultation avec un mot d'écriture, dix francs, tandis qu'ils en ont une qui même est faite

au moule, pour quarante sous, chez le médecin de la Halle, ou des environs. Il est vrai que
ce dernier ajoute, à son papier moitié im-
primé, moitié fait à la main, des herbages, des
potions, des pilules, etc., qu'il leur fait payer
à part; ce qui revient toujours au même. Il
s'empare d'ailleurs de ces pauvres dupes, il les
enlace, il les attire, les fait revenir plusieurs
fois; il veut voir, de quinze en quinze jours,
leur urine : tellement qu'à la fin, il ne leur
laisse, comme l'on dit, que les yeux pour
pleurer, et n'a fait qu'aggraver leur état de
maladie. Ces imposteurs ont des imprimés
niaisement mystérieux, et qui sont les mêmes
pour tout le monde. Ils y tracent des chiffres,
des signes bizarres, pour mieux en imposer
aux simples. Ce sont des jongleries, des dé-
ceptions, dont les suites et les conséquences
sont bien propres à exciter l'indignation des
gens de bien. Mais ces gens de bien se con-
tentent de hausser les épaules, et gardent le
silence ; les vrais , les honnêtes médecins
n'osent pas dénoncer à l'autorité des abus,
pour lesquels le public injuste et grossier est
toujours prêt à les accuser de jalousie de
métier. Le mal continue donc, ainsi que l'impunité, et des milliers d'infortunés périssent

chaque année, victimes de leur sottise per-
sonnelle, et du brigandage de leurs prétendus
guérisseurs.

AVIS AUX JEUNES MÉDECINS.

—

Les avocats n'ont pas d'enseigne : celui qui s'oublierait jusqu'à en faire mettre une devant la maison qu'il habite serait vu d'un très mauvais œil par ses confrères, et sans doute que M. le bâtonnier lui infligerait une peine des plus graves ; car cet ordre a son conseil de discipline et ses moyens de répression. La médecine seule peut tout oser avec impunité. Pourquoi ces docteurs, d'ailleurs si fiers et si prétentieux, ont-ils un écriteau sur la voie publique ? On ne voit que cela dans les rues, et le regard est attristé quand il s'arrête sur ces inscriptions honteuses, dégradantes, par lesquelles on s'annonce, on se proclame à la manière des artisans et des charlatans. In-firmes, valétudinaires, malades, ô vous tous qui avez besoin de conseils sages et salutaires, fuyez les docteurs à tableau ! Allez chercher dans l'asile du recueillement, de l'étude, du savoir, de l'expérience, et loin de toute dé-monstration extérieure, des remèdes à vos maux et la consultation dont vous avez besoin! On est, dit-on, pressé de jouir de la confiance de ses concitoyens, de s'en faire connaître, de devenir bientôt l'objet de leur choix. Non, ce n'est pas cela. Il faut dire : on est pressé de monter sa maison, de gagner de l'argent, d'avoir un cabriolet ; le reste est regardé comme peu de chose. A peine a-t-on quitté les bancs de l'école, où souvent on n'a rien appris de ce qu'un bon médecin doit savoir, qu'on rougit de se voir à pied, qu'on veut avoir équipage, qu'il faut s'intriguer pour se procurer force clients; qu'on a recours, pour les attirer surtout parmi les étrangers, au marbre et aux grandes lettres d'or, à la suite desquelles on regrette de ne pas mettre ces mots d'une banalité dégoûtante, *membre de plusieurs académies et sociétés savantes, françaises et autres,* etc., lors même qu'on est, tout au plus, du cercle médical, et de ces réunions de médecine qui n'ont lieu qu'une fois l'an, pour le renouvellement de leur oisif bureau ; opération dont on fait niaisement retentir chaque année les journaux. Il est plaisant de suivre dans leurs courses, dans leurs agitations, dans leurs ébats, ces jeunes docteurs qui, au lieu d'aller modestement exercer dans un département où ils pourraient être estimés , recherchés et bien traités, s'obstinent à rester dans la capitale, où ils se perdent, et disparaissent dans la foule, dans la multitude de quinze cents confrères, dont les deux tiers sont aussi ignorés qu'ils doivent peut-être l'être à leur tour. Pour celui qui débute, c'est le quartier qui est le point essentiel. Il lui en faut un qui soit très populeux , c'est-à-dire qui puisse lui fournir beaucoup de malades, pour se retirer sur la quantité; ou qui soit habité par des personnes opulentes, rarement malades, à la vérité, mais payant bien quand elles le sont, ce qui, avec moins de peine, et plus d'agrément, revient au même pour le profit. Le quartier trouvé (heureux s'il n'a pas été devancé par cinq ou six camarades aussi affriandés de pratiques que lui), il s'agit de distribuer des cartes... de visite. On n'oublie ni le restaurateur, ni le sellier, ni le cordonnier, ni le tapissier, ni surtout MM. les apothicaires , ni les herboristes, ni les fruitières... Oh les fruitières! Ce sont les trompettes de la renommée, les échos des cuisines, et c'est, presque toujours par la cuisine qu'on arrive au salon. Et MM. de la sacristie, de la fabrique, du bureau de charité, etc. Il faut se mettre bien avec ce monde-là, dont, en général, le caractère est respectable, et l'appui tout-puissant. Après ces préliminaires, il importe d'aller, de venir, de faire l'empressé, de se montrer partout, d'entrer dans les allées, d'y satisfaire un besoin, pour que cela ressemble à une visite; de se faire demander chez le portier de M. le marquis, de Mme la comtesse, qui apprendront bientôt de lui qu'un nouveau docteur, quoique jeune, le plus savant des docteurs, vient de s'établir tout prêt de leur hôtel, ce qui le fera mander, au premier jour, pour appliquer quelque part douze sangsues à monsieur ou à madame, ou pour faire à l'un ou à l'autre une saignée ordinaire. Et pourquoi non? il faut bien commencer par quelque chose, et l'un des plus fameux, l'un des plus *questueux* docteurs de nos jours, n'a-t-il pas fait cette application, il y a peu de temps, à un *podex* ministériel? N'a-t-il pas fait jouer sa vieille lancette sur la médiane de son excellence? le tout pour être bien rétribué, et pour faire accorder aux siens toutes sortes d'emplois et de faveurs.

Jeunes docteurs, soyez complaisants et empressés. Mais, pour dieu, ne vous dégradez, ne vous avilissez pas. Le *res angusta domi* serait,

pour vous, j'en conviens, une sorte d'excuse
que ne peut faire valoir l'homme riche, le praticien en vogue, le professeur en titre, qui,
toujours à l'affût des places, en a accepté une
si mince, si subalterne, si inconvenante, qu'un
de ses collègues, incomparablement moins à
son aise que lui, avait cru devoir la refuser.

Lamettrie, dans sa *Pénélope*, et l'auteur
du poëme intitulé *l'Art Iatrique*, ont malignement dévoilé les manœuvres usitées parmi les
médecins de tout temps, hélas! trop impa-
tients, trop avides de réputation et de célébrité,
dans la vue de se faire connaître, d'écarter
leurs rivaux, de profiter de leurs dépouilles
et de leurs revers, de s'emparer seuls, pour le
compte de leur fortune et de leur amour-propre des cent bouches, des cent voix de la
trompeuse renommée. Le Nestor de la médecine française a quelquefois, en professant,
égayé son auditoire du récit de ces ruses médicales, de ces tours de passe-passe auxquels
les jeunes gens ont trop souvent recours; ce
dont il faudrait mieux les blâmer qu'en rire.
Mais, ils voient leurs anciens, leurs maîtres,
s'en escrimer les premiers; ils savent que c'est
par cette voie qu'ils sont la plupart parvenus.
Ils les imitent, ils suivent leur exemple; ils

cherchent aussi à faire du bruit, ils flattent, ils caressent quiconque peut leur faire faire un pas de plus dans l'aride et misérable carrière où ils se sont engagés. C'est aux journalistes surtout qu'ils sont forcés de faire la cour, pour en obtenir une petite mention, pour leur faire dire du bien de leur petite découverte, de leur pauvre petite brochure de quinze pages ; car il faut écrire quelque chose, il faut se faire afficher au coin des rues, en gros caractères, par son libraire ; il faut enfin et en tout, suivre l'avis de Vigneul-Marville, qui a dit plaisamment, qu'on manque rarement de réussir dans le public,

> Parvos servando libellos,
> Sucratis populumque rudem amorcando parolis.

NOTE MÉDICO-LÉGALE.

—

Il y a quelque temps, une fille de mauvaise vie, dans un accès de jalousie et de fureur, donna un coup de couteau à un jeune homme qui ne répondait pas assez à ses impudiques provocations. La blessure, qui était au côté gauche de la poitrine, où elle pénétrait médiocrement, attira quelques gens de l'art, qui, après avoir donné les premiers secours, furent d'avis que l'individu fût, sans perte de temps, porté à l'hôpital. L'agent de surveillance fit aussitôt sa déclaration au procureur du roi, et le chirurgien en chef ne tarda pas de son côté à envoyer un rapport détaillé sur l'état du blessé. Celui-ci fut pansé et traité avec soin et habileté. Mais son séjour à l'hôpital se prolongeait; et on sait que passé vingt jours, pendant lesquels la loi est peu rigoureuse, elle devient progressivement sévère et redoutable. Le juge d'instruction désigné pour suivre cette affaire, qui s'aggravait de jour en jour, désira savoir au juste la situation actuelle du malade, et crut pouvoir charger un jeune docteur, étranger et sans caractère public, d'aller s'en assurer sur les lieux, et de lui rendre un compte exact. Le médecin accepta imprudemment une mission qui n'était rien moins que sage, et que personne ne pouvait isolément lui donner. Mais il trouva les portes de l'établissement fermées, et il eut beau articuler et crier qu'il venait par ordre et de la part de M. le juge d'instruction, on ne voulut pas lui ouvrir. Ce juge étonné (nous n'osons dire *courroucé*, car un magistrat doit être impassible comme la loi) du refus essuyé par son émissaire, se rend lui-même avec le docteur à l'hôpital, et l'entrée lui en est aussi interdite. Mais il menace d'appeler la force armée, et de faire punir les opposants, et on le laisse passer. Arrivé dans la salle et au lit du blessé, il fait lever l'appareil par le médecin intrus, ce qui ne se fait jamais en l'absence du chef de service, et sans son consentement, ainsi que l'établissent des lois et des règlements non abrogés. Après que la plaie fut visitée, on fit plusieurs questions au blessé et aux assistants; ensuite ces messieurs se retirèrent.

Presque immédiatement après une démarche si inconsidérée, le chirurgien en chef qui l'ignorait, ou qui feignait de l'ignorer, écrivit que la situation du blessé était des plus satisfaisantes, et qu'il allait entrer en convalescence. Le juge d'instruction procède en conséquence, et attend, à chaque moment, la nouvelle d'une complète guérison. Quinze jours se passent, et le soi-disant convalescent est encore gisant dans son lit; ce qui embarrasse beaucoup le tribunal pour le jugement à intervenir, et pour l'application d'une peine qui varie selon la gravité de la blessure, et selon le temps qu'a exigé sa curation.

Une réquisition est donnée au chirurgien en chef, à l'effet de savoir enfin de lui en quel état est l'individu qui, le lendemain de la visite du juge d'instruction, allait entrer en convalescence, et dont on n'avait plus entendu parler depuis. Malheureusement pour ce chirurgien, également supérieur par sa place et par sa réputation, la lettre était effacée de sa mémoire, et voilà qu'il en écrit une dans laquelle, se souvenant trop bien de la conduite illégale et injurieuse qu'on avait tenue à son égard, il laissa percer, avec amertume, son mécontentement, et annonça formellement que le blessé, qui allait si bien avant qu'on ne l'eût fatigué et effrayé, était retombé au point qu'on ne pouvait plus en répondre.

On croit devoir interpeller le chirurgien en chef : on le mande à la barre, on l'interroge avec une sorte de sévérité, il s'explique avec une respectueuse énergie : on veut qu'il ait tort ; il essaie de se justifier. Le juge d'instruction méritait une mercuriale, c'est le docteur en chef qui la reçoit ; on le blâme seul, on lui reproche d'avoir mis de l'aigreur, du ressentiment, de la passion, dans une circonstance où il ne fallait songer qu'à éclairer la justice, et au lieu de seconder le tribunal, qui cherche la vérité de bonne foi, et sans acception de personne, de l'avoir entravé dans sa procédure, et d'avoir sacrifié à un vain amour-propre, un devoir auquel on lui conseille d'être une autre fois plus fidèle.

Depuis quelques années, nos docteurs n'ont pas brillé devant les tribunaux de la capitale. On se souvient de l'embarras et de l'ineptie de leurs réponses à la commission de la chambre des pairs, il y a trois ans. Ils ne se sont guère mieux montrés dans le trop fameux procès de Castaing, pendant lequel la plupart n'ont dit que des choses inconvenantes ou absurdes. L'étude de la jurisprudence médicale devrait être le complément de l'éducation et de l'instruction des jeunes médecins. Il ne suffit pas de soutenir une thèse en grec ou en latin, il faut savoir parler français devant les juges qui vous demandent des éclaircissements que la médecine seule peut leur fournir.

P.

MÉDECINE DE L'AME.

—

Un homme de bien, l'abbé Sicard, insinuait à ses élèves, que la reconnaissance était la mémoire du cœur. Par cette définition, il voulait honorer, sans doute, le sentiment qui lui semblait le plus doux, parcequ'il est le plus connu. Mais une fois que des affections ont touché le cœur, agréables ou pénibles, la pensée les y ramène naturellement. Leur objet, leur profondeur, leur durée, constituent l'être moral ; elles produisent les nuances infinies qui distinguent les caractères ; elles sont la source de nos déterminations ; elles dirigent notre conduite, et nous portent à bien ou mal faire ; en un mot, elles embellissent ou elles tourmentent notre existence.

Lorsque dans l'enfance les mêmes impressions se renouvellent fréquemment, elles fixent les idées, elles préparent le jugement, et décident les penchants dont la vie entière aura à subir l'influence.

Toute action est l'effet d'une impression qui la précède. C'est par les exemples et l'imitation que commence, chez l'enfant, l'exercice de ses facultés morales. Il est donc essentiel de veiller à l'éducation du premier âge; mais il s'agit moins ici de la culture de l'esprit, que de l'insinuation des maximes qui peuvent faire aimer la vertu, élever l'âme, et satisfaire le cœur.

La femme exerce une grande influence sur la destinée de l'homme, elle est pour lui la condition indispensable de son bonheur ; aussi son éducation nous semble-t-elle mériter une attention toute particulière. On néglige beaucoup trop, peut-être, la culture des sentiments et des habitudes dans lesquels doit, en quelque sorte, se renfermer son existence : habitudes et sentiments qui, développés, comme base de son éducation, lui rendraient ses obligations plus faciles à remplir, et lui apprendraient que la beauté ne connaît bien tout son empire que lorsque la vertu l'accompagne.

« Considérée comme objet de méditation, la femme, a dit Roussel, est un sujet qui est bien loin d'être épuisé, et quand il le serait, on y reviendrait encore. On y sera souvent ramené par un mouvement dont on ne démêlera pas toujours la nature, on croira peut-être ne céder qu'au désir de chercher la vérité, lorsqu'on ne fera que donner le change à un penchant plus agréable. »

Le sexe le plus aimable est aussi celui dont la sensibilité est plus vraie, et dont l'existence se lie plus immédiatement aux impressions qu'il reçoit. La femme s'aperçoit dès qu'on veut lui plaire ; elle devine les sentiments qu'elle inspire ; mais, avant d'avoir aimé, elle ignore la profondeur des peines qui trop souvent s'attachent à ce sentiment.

Les amants guérissent avec le temps, avons-nous dit ; le même langage peut s'appliquer à toutes les passions ; mais la vie qui s'écoule sous le poids des sentiments pénibles est une vie de douleur, dont le retour à la santé n'est pas toujours le terme.

A Leucade, les prêtres d'Apollon faisaient précipiter dans la mer les amants malheureux qui les allaient consulter, ayant soin de leur insinuer que s'ils ne périssaient pas dans les flots ils seraient guéris de leur amour. Ce trait de la mythologie n'est sans doute qu'une allusion ingénieuse qui représente les tourments de l'amour comme une mer agitée, qui bat de ses flots l'amant qui s'y expose, et qui est sans rivage pour celui que le temps ne parvient pas à guérir.

La médecine embrasse naturellement la théorie des affections de l'âme : « Elle doit, a dit M. Alibert, s'introduire dans le cœur humain pour y voir les désirs, les passions, les besoins, les sollicitudes, les chagrins, les attachements et les espérances ; pour y agir sur les sensations et les idées ; pour examiner enfin ce que peuvent sur l'économie animale tous les genres de sentiments et de pensées. »

Toutes les impressions sont relatives à l'organisation qui nous est propre, et à l'éducation que nous avons reçue. Les qualités heureuses de l'esprit, les égarements de l'imagination, le charme de l'existence, les tourments de la vie sont essentiellement liés aux dispositions que nous tenons de la nature, et à l'influence de nos habitudes physiques et morales.

C'est donc par l'étude des affections de l'âme, et en leur imprimant une bonne direction, que le moraliste peut espérer d'atteindre son but. Or, qui mieux que le médecin peut écrire sur les sensations, en saisir les nuances, en apprécier les effets, et faire aimer la vertu, en la considérant comme une source de sentiments heureux , d'émotions agréables qui contribuent au maintien de la santé, et en montrant que l'oubli qu'on en peut faire est ordinairement suivi de peines et de regrets qui remplissent la vie d'amertume, et préparent des souffrances qui la rendent insupportable, et peuvent en faire désirer le terme.

Les sensations et les passions ont une très grande influence sur la santé. Qu'elles soient agréables ou tristes, si elles sont vives et prolongées, elles tuent à l'instant même, ou minent insensiblement les constitutions les plus robustes. Des morts subites ont souvent été le résultat d'une forte peur. La tristesse détermine un état de langueur et de malaise qui nuit à l'exercice des fonctions des organes , et devient la cause première d'un grand nombre de maladies chroniques , dont les secours les mieux administrés ne peuvent cependant entraver la marche funeste.

La crainte a des effets analogues à ceux de la tristesse, et dont les suites ne sont pas moins à redouter.

L'agitation continuelle dans laquelle se trouvent la plupart des habitants des grandes villes, l'ambition qui les domine, les froissements d'amour-propre, les tribulations qu'ils éprouvent sans cesse, sans tenir compte même des peines qu'ils peuvent endurer des passions les plus louables, suffisent certainement bien pour altérer fréquemment leur santé ; aussi, proportions gardées, y a-t-il toujours plus de malades dans les villes que dans la campagne, où les habitudes plus grossières sont moins souvent irritées.

Les passions violentes occasionent des troubles si grands dans l'économie, que les exemples de morts subites survenues dans un accès de haine, de colère ou de jalousie, ne sont malheureusement que trop fréquents. La joie elle-même a ses victimes ! Combien de gens ne sont-ils pas morts en apprenant une bonne nouvelle ? D'autres, en plus grand nombre, au moment d'atteindre à la fortune, ont perdu la raison, et n'ont pu jouir du bonheur que ce nouvel état aurait peut-être pu leur procurer. Tous les maux produits par les sensations sont innombrables : aussi un médecin de l'âme serait-il souvent préférable au médecin du corps ; il serait heureux que le même homme pût être l'un et l'autre ; mais alors quelle confiance, quel abandon on doit avoir pour ce véritable médecin ! Mais aussi que de qualités il faut que ce médecin possède… ! Pour mériter un si beau rôle, ne doit-il être qu'un homme?.... Oui... mais un homme élevé à l'école de la vertu, de la raison et de la saine philosophie.

~~~~~~

AVIS HYGIÉNIQUE.

—

Il y a, en hygiène, quatre articles dont la plupart des médecins ont coutume d'abuser, au grand préjudice des personnes qui les consultent. Le premier est le tabac. Se plaint-on à eux d'être sujet aux maux de tête, à la migraine, à un obscurcissement de la vue, à la sécheresse des narines? prenez, vous disent-ils, du tabac; et ils ne songent pas à quelle habitude désagréable, onéreuse et impérieuse ils exposent et condamnent ceux à qui ils donnent un conseil si leste et si irréfléchi. Faut-il réellement exciter quelque secousse d'éternuement, ou déterminer dans le nez une sécrétion muqueuse qui ne s'y fait plus, pourquoi recourir au tabac, auquel on s'accoutume si aisément, plutôt qu'à une poudre sternutatoire, ou errhine, dont on ne risque jamais de devenir l'esclave, et qui opère, pour le moins, aussi bien que le *petun*. Il serait superflu d'entrer dans le détail des inconvénients de toute
~~~~~~

espèce attachés à l'usage du tabac. Dans la foule innombrable des individus qui en prennent, et qui presque tous en font abus, on en trouverait peu qui ne regrettassent de s'être laissé imposer par son médecin, s'ils ne se la sont pas imposée eux-mêmes, cette immonde servitude, ce sale et dégoûtant besoin, à la tyrannie duquel, après un certain temps, on ne peut plus se dérober sans risquer pour sa santé ; car l'écoulement, le surcroit d'excrétion que sollicite le tabac par les narines, devient, à la fin, nécessaire, et ne peut toujours être impunément supprimé.

Le deuxième article est le gilet de flanelle, dont on s'est avisé si tard en France, et dont on y fait un usage si abusif. C'est une très bonne chose, sans doute, mais faut-il pour cela en être prodigue? Les médecins, en général, le prescrivent à tout propos, et rarement à propos. A la moindre douleur soupçonnée rhumatismale, ils vous font couvrir de flanelle. Si vous avez de la tendance à trop d'embonpoint, ils prétendent vous dégraisser avec le gilet; si vous êtes maigre, ce sera encore lui qui vous engraissera; toussez-vous en leur présence, vite! s'écrient-ils, un gilet de flanelle; la respiration est-elle le moins du monde altérée, lui seul, selon eux, peut fortifier la poitrine, et prévenir une affecti n ultérieure. Et toujours mettant à toute sauce ce gilet, ils ne réfléchissent pas à la gêne, à l'assujettissement, aux dépenses que leur avis indiscret va entraîner pour le trop docile consultant à qui ils l'ordonnent. Usons sagement, mais n'abusons pas. Les personnes sur lesquelles l'intempérie et l'inégalité des saisons font une trop forte impression, ont raison de porter un gilet de flanelle ; celles qui sont sujettes à s'enrhumer au moindre changement de temps, au moindre refroidissement de l'atmosphère, ne peuvent que s'en bien trouver, quoiqu'il leur fût facile d'y suppléer par des vêtements extérieurs un peu plus chauds. Mais on ne se borne pas aux cinq ou six cas dans lesquels l'utilité et même la nécessité de ce gilet sont incontestables ; on en porte par ton, par imitation, et on commence dès le jeune âge, sans craindre ni le surcroît d'embarras et d'entretien qu'il doit causer toute la vie, et sans redouter, surtout, cette puanteur particulière, cette odeur des enfants de saint François qu'on exhale autour de soi, et qui, contrastant si désagréablement avec la fleur de l'adolescence, associe par anticipation aux désagréments et aux infirmités de la vieillesse. Encore si on employait la flanelle d'Angleterre, si douce, si moelleuse, si amie de la peau ! Mais elle coûte excessivement cher, et, pour cette raison, on lui préfère celle de notre pays, qui, un jour, jouira de toutes les qualités de l'autre, et méritera à son tour la préférence, mais qui, telle qu'elle est encore dans le commerce, a beaucoup de défauts, et spécialement celui de se retirer horriblement par le lavage même à l'eau à peine tiède.

Le troisième de nos articles, c'est le cautère. Un médecin devrait trembler quand absolument il est forcé de le prescrire; et on sait avec quelle légèreté, quelle indifférence il le conseille, lors même qu'il n'y a nullement lieu à l'établir. Ne devrait-il pas avoir présent à l'esprit qu'il impose une infirmité réelle, pour en prévenir une qui n'est peut-être qu'imaginaire; qu'il condamne d'un mot la personne ou le malade qui l'ont rendu arbitre de leur sort, à porter le reste de leurs jours un ulcère dégoûtant, ordinairement puant et infect, surtout en été, quelque soin qu'on pût en prendre; un ulcère produisant d'insupportables démangeaisons, quelquefois des érysipèles, et dont il faut s'occuper soir et matin, et toujours avec dégoût pour soi et pour les autres? Lorsque la rigoureuse nécessité de cet exutoire est bien manifeste, il n'y a pas à balancer, et le médecin fait son devoir en l'exigeant : mais aussi combien il est coupable, lorsque, sans motifs graves, sans raisons concluantes, et cédant peut-être à une mode coupable et extravagante, il prononce tranquillement qu'il faut ouvrir un cautère soit au bras, soit à la jambe; et on sait que ce dernier est le plus incommode de tous. Croirait-on que des officiers de santé ruraux, n'ayant guère à traiter que des campagnards, se donnent aussi les airs de leur faire des cautères, et le plus souvent sans y avoir réfléchi, sans même se douter de la manière d'agir de cette espèce d'ulcère artificiel? On est bien surpris d'en rencontrer chez les ouvriers, chez des villageois auxquels la chose et le nom étaient également inconnus, avant qu'ils tombassent dans les mains du champêtre esculape. Qu'on juge de ce que doivent souffrir ces pauvres gens, surtout quand le cautère est placé sous le genou.

Le vésicatoire est notre quatrième et dernier article. Il a presque les mêmes inconvénients que le cautère, excepté qu'il n'est pas en permanence, et qu'on peut plus facilement le supprimer. Mais la profusion avec laquelle on y a recours n'en est pas moins blâmable. C'est, comme on dit, la selle à tous chevaux. Nous nous garderons bien d'en dissuader l'usage : ici, comme précédemment, c'est l'abus que nous attaquons. Si seulement il doit être utile, nous sommes d'avis qu'on l'emploie, à plus forte raison, s'il est jugé nécessaire. Mais sur vingt fois qu'on l'applique, il y en a quinze où l'on aurait pu, et par conséquent dû s'en passer. Quand il ne s'agit que d'un vésicatoire volant, c'est-à-dire de peu de durée, on n'y regarde pas de si près, quoiqu'il ne soit exempt ni de douleur ni d'inconvénients. Mais s'il est question d'un vésicatoire à demeure, il faut se montrer aussi réservé, et aussi difficile que pour un cautère, à la profondeur duquel il équivaut par l'étendue de sa surface. Ce vésicatoire est même plus assujettissant et plus douloureux que le cautère dont on entretient la suppuration à peu de frais et assez facilement, tandis que sans cesse il faut exciter celle du vésicatoire avec des pommades qui sont épispastiques elles-mêmes, par conséquent faisant souffrir quand on les applique, et de plus contenant du vert-de-gris, qui donne quelquefois des coliques, et des cantharides, qui causent des ardeurs d'urine, et une dysurie habituelle, et qui exaspèrent, sans qu'on s'en doute, les affections utérines chez la femme et celles de la vessie chez l'homme.

P.

DE L'OMELETTE

CONSIDÉRÉE HYGIÉNIQUEMENT.

—

Bien des personnes écrivent *aumelette ;* d'autres *amelette.* Les deux plus forts lexicographes, Danet et Joubert, écrivent de l'une et l'autre manière, et ils ont tort. Je ne dirai rien de Ménage, qui, sur ce mot, comme sur une foule de locutions aussi communes, déraisonne complètement. Lamotte-le-Vayer, et à son exemple Richelet et Restaut, ont bien fait, à mon avis, d'écrire *omelette.* Mais ils n'ont pas aussi bien réussi dans l'étymologie qu'ils donnent de cette expression, quoiqu'elle paraisse bien vraisemblable. Ils prétendent qu'omelette signifie *œufs mêlés :* cela n'est pas juste, et je n'en crois rien. Voici une explication qui me semble plus véritable, plus littérale, quoique aucun dictionnaire, ni aucun auteur que je sache, ne l'ait mise en avant. Omelette doit dériver de ces mots latins : *ova mellita,* œufs miellés ; car, dans le principe, et long-temps avant qu'on ne connût l'usage du sucre, on mangeait les œufs battus et brouillés avec du miel, comme on les a mangés, dans la suite, mêlés avec du sucre. C'était une friandise chez les Romains : on se régalait avec des œufs miellés, *ovis mellitis ;* on s'invitait mutuellement à venir manger des œufs miellés, *ova mellita,* comme à accepter du pain miellé, *panem mellitum*, qui était le pain d'épice de nos jours. Je ne sais où j'ai lu que Lesbie semblait à son ami douce et bonne comme une omelette. Mais je me souviens bien que notre Gui Patin, l'homme le plus prétentieux et le plus recherché quand il s'agissait de latin, écrivait à Thomas Bartholin, qu'il avait reçu sa lettre, laquelle lui avait paru aussi suave, aussi délicieuse que la plus délicate des omelettes : *tuam accepi omelitissiman epistolam*. Patin, comme on le voit, aimait l'omelette, et ne trouvait rien de plus doux au monde. De son temps on ne devait plus en faire avec du miel, mais il parlait comme un amateur de l'antiquité, et comme le père de Charles Patin, l'un des plus savants numismatographes du dix-septième siècle. Déjà, long-temps avant les Patins, on faisait des omelettes au lard : témoin celle pour laquelle

Clément Marot, dénoncé par sa propre maîtresse à qui il en avait fait manger un vendredi, fut tenu pendant neuf mois en prison, où il composa ces plaisantes stances, dont je ne rapporterai que le passage suivant :

> A je ne sais quel papelard
> Elle alla dire tout bellement :
> Prenez-le, il a mangé le lard.

Il paraît que l'omelette fut jadis le premier aliment qu'on osa donner aux convalescents ; comme aujourd'hui, chez nos voisins, on commence par le pouding pour les exciter à prendre un peu de nourriture. Rien n'est plus léger pour eux qu'une petite omelette sucrée, et médiocrement soufflée ; c'est ce que leur estomac supporte le mieux ; mais malheureusement c'est ce qu'il appète le moins. Tout ce qui est doux fastidie cet organe capricieux, c'est-à-dire voulant être servi selon son mode d'affection actuelle qu'on n'étudie pas assez. Mais quand on s'aperçoit que cet aliment ne lui plaît guère, on y ajoute quelques gouttes de vinaigre, de verjus, ou du jus de citron, et alors il s'en accommode mieux. C'est peut-être à cause de cette odeur et de cette saveur, que, malgré sa pesanteur apparente, le pouding convient tant

aux convalescents anglais. Dans l'état de santé,
l'omelette est une préparation commode, facile, et promptement réparatrice des forces.
C'est la bonne chère des campagnards, des
chasseurs, des voyageurs, et la ressource ainsi
que le grand supplément des tables trop minces, des repas improvisés, et des convives de
bon appétit. Personne ne se plaint de l'omelette; on la digère en général assez bien. Cependant, si elle a ses avantages, elle n'est pas
non plus exempte d'inconvénients. Lorsqu'elle
est trop cuite, trop épaisse, trop compacte,
elle est sujette à peser sur l'estomac, et sa
digestion est plus lente et plus pénible. Il ne
faut donc la faire cuire que modérément, et à
un degré tel, qu'elle reste molle partout, et
qu'on soit, en quelque façon, dispensé de la
mâcher. Un peu de poivre et de muscade la
rendent plus sapide, et la font digérer plus
aisément. Le vinaigre, et surtout celui dans
lequel il entre de l'ail, de l'estragon, etc., est
un condiment qui plaît à beaucoup de palais.
On trouve l'omelette simple bien meilleure,
quand elle est ainsi assaisonnée. Celle où l'on
met force petites herbes bien hachées peut se passer de tout excitant, quoiqu'elle s'accommode
toujours bien d'un filet de vinaigre. L'addition.

des herbes potagères et un peu odoriférantes, telles que le cerfeuil et le persil, outre le goût agréable qu'elle procure, fait que l'estomac l'élabore avec moins de peine. Mais il importe que ces plantes soient en quantité très modérée.

Il n'a pas encore été question de l'huile, ni de la graisse dans laquelle doit cuire l'omelette. Il faut que ni l'une ni l'autre ne soient en état de rancidité, autrement l'estomac se soulève bientôt, et l'indigestion n'est pas éloignée. Il faut en avoir un d'Espagnol ou de Russe pour s'arranger d'une graisse rance, soit dans la soupe, soit dans l'omelette. Nos malades, en particulier, souffriraient de l'ingestion d'une pareille graisse, et il faut leur en épargner à la fois le dégoût et l'effet. Je connais un brave officier général qui, depuis quarante ans, ne déjeune qu'avec une omelette, dont la privation à la guerre était, de temps en temps pour lui, un sujet de tristesse et d'inappétence. Je connais aussi un médecin qui ne pourrait rien prendre le matin si on ne lui donnait son omelette, après laquelle il est leste et dispos ; tandis qu'il serait pesant et endormi, s'il mangeait autre chose, s'il déjeunait autrement. Mais cette omelette est cuite dans de la bonne huile d'olives, ou dans du beurre bien frais.

Le brave colonel Byssonier ayant reçu un coup de feu à travers l'estomac, de devant en arrière, a vécu vingt-deux mois d'omelettes très légères dans lesquelles, sur la fin, on mêlait un peu de sagou, de tapioca, de fécule de pommes de terre.

Si les soldats turcs se regardent comme perdus et déshonorés lorsqu'ils perdent ou se laissent prendre leur marmite, les nôtres ne se consolaient que difficilement de la perte de leur poêle, sans laquelle il n'y avait plus ni omelettes ni pankoukes.

Il y a vingt manières de faire l'omelette. La moins bonne de toutes est l'omelette au lard, quoiqu'elle fût fort du goût de Marot, ainsi que nous l'avons dit. Elle est très pesante, très indigeste, et, pour beaucoup d'individus, nauséabonde, à cause de la graisse, toujours plus ou moins âcre, dans laquelle elle nage, et des morceaux de lard mal cuits dont elle est farcie. Les omelettes de rognons de veau, de mouton, etc., celles de foie de volailles, ou de lièvre, avec ou sans truffes, ont causé plus d'une indigestion; et il faut être pourvu de bonnes dents et d'un bon *gaster*, pour ne pas en être incommodé.

Mais ces omelettes à la crème fouettée, mais ces omelettes, agréables prisons d'un air que l'habileté du cuisinier a su y enfermer, et qui, sous un volume trompeur, invitent à n'épargner ni la dose ni le plaisir; ces omelettes, l'orgueil et le luxe de nos tables, se mangent, ou plutôt s'avalent sans inspirer ni défiance ni inquiétude, et sans qu'on s'expose à expier par une mauvaise digestion l'aimable sensualité avec laquelle on s'est livré à ce mets délicieux et toujours innocent.

Il faut manger l'omelette chaude, de quelque nature qu'elle soit. Froide, surtout si elle contient de petites herbes, et à plus forte raison si elle a été faite au lard, aux rognons, etc., elle peut porter le trouble dans l'estomac, et causer une fâcheuse indigestion.

On a connu bien des hommes, même de ceux qui brillent aujourd'hui, soit dans l'art de guérir, soit dans la carrière politique, dont le souper consista long-temps en une omelette d'un seul œuf, laquelle, ne leur pesant point sur l'estomac, leur permettait d'étudier toute la soirée, et de dormir paisiblement jusqu'au lendemain; ce qui fit qu'un jour Louis répondit ironiquement à M. D..., alors jeune chirurgien à peine reçu, et déjà sollicitant l'une des meilleures places du collége, qu'il n'obtint pas : Mon ami, *retournez à votre omelette !* Je ne dirai rien de ces omelettes bien onctueuses dont l'application, dans la péritonite puerpérale, dans la métrite, dans les abcès laiteux, etc., a été tant recommandée par Alphonse Leroy.

Je ne parlerai pas non plus de ces omelettes dégoûtantes dont les commères, et quelques sots médecins, font manger aux jeunes filles affectées de chlorose, et qui, selon la classe imbécile, doivent, à raison des cloportes et des poux qui entrent dans cette composition, déterminer la trop tardive puberté, et mettre fin à la pâleur et à la langueur qui accompagnent, avec beaucoup d'autres symptômes, cette maladie si commune parmi les personnes de douze à quinze ans.

P.

PIQURES SALUTAIRES.

(ACUPUNCTURE.)

Pendant que certaines gens cherchent à nous faire mourir à coups d'épingles, voici venir un jeune médecin qui veut nous faire vivre à coups d'aiguille. C'est toujours piquer le pauvre monde, va-t-on me dire; mais quelle différence des piqûres lâches et ténébreuses, lentement mortelles, auxquelles nous sommes ou nous avons été en butte, et celles de notre docteur philanthrope, lesquelles sont douces, exemptes de douleurs et de dangers, et faites dans les plus louables et les plus généreuses intentions!

M. Jules Cloquet, en qui le talent et la réputation ont devancé les années, a lu dernièrement, à l'académie royale des sciences de l'Institut, un mémoire non moins curieux qu'instructif sur un mode de médication inusité parmi nous, et qui porte le nom d'*Acu-*

puncture, c'est-à-dire piqûre faite avec une aiguille, dont la dimension et la matière varient selon les circonstances. Cet instrument, ordinairement d'or, a la longueur d'environ six pouces; sa pointe est très acérée, et sa tige est très droite et déliée. On l'enfonce en le tournant entre deux doigts, et quelquefois en frappant sur sa tête, qui est orbiculaire, avec un petit marteau d'ivoire. Il entre avec plus de facilité encore, et sans faire plus de mal que ces épingles communes dont les enfants, en jouant, ont coutume de se larder les mollets; et on peut, dans bien des cas, les faire pénétrer jusque dans l'intérieur de la poitrine et du bas-ventre sans risquer d'offenser les organes et les viscères contenus dans ces cavités. M. Cloquet a parfaitement expliqué une innocuité si admirable, ainsi que les effets, plus étonnants encore, de l'implantation profonde d'un corps qui cesse d'être vulnérant, parcequ'il ne fait qu'écarter les mailles des tissus qu'il traverse sans rien déchirer, et qui, tant par le genre d'irritation toujours bénigne qu'il détermine, que par le courant, peut-être nerveux, peut-être électrique qu'il suscite, change bientôt la nature et la marche de l'affection pour laquelle on y a eu recours, et opère des guérisons également subites et étonnantes.

S'agit-il d'un rhumatisme, et spécialement d'un rhumatisme musculaire bien douloureux, c'est alors surtout que l'acupuncture fait éclater ses merveilleuses propriétés. M. Cloquet pique, plus ou moins de fois, la partie souffrante, et, selon ses assertions réitérées, le mal se dissipe comme par enchantement.

La colique la plus vive cède souvent à une seule application : les inflammations du foie, des poumons, et sans doute aussi du cœur, quand on a eu assez de sagacité pour les reconnaître, ne résistent guère plus de temps. Tout cela a été publiquement énoncé par M. Cloquet, dont la véracité ne saurait être contestée, quoiqu'on pût, sans lui faire injure, supposer que, dans un enthousiasme, bien louable au fond et bien digne de sa belle âme, il a pu s'exagérer à lui-même les vertus presque surnaturelles de l'acupuncture, et grossir, sans y penser, le nombre des cures dont il lui est déjà redevable, et qu'il a porté à plus de cinq cents.

On s'effraie malgré soi à l'idée qu'une longue aiguille va disparaître dans l'épaisseur des parties vivantes, en être retirée, s'y perdre de nouveau, en sortir encore, pour aller les transpercer jusqu'à cinq ou six fois dans une surface peu étendue : c'est cependant ce que fait M. Cloquet avec une sécurité et une habileté bien propre à encourager les malades, et à faire prospérer le moyen curatif qu'il voudrait établir dans nos contrées.

Nous croyons avoir bien compris, à la lecture faite par notre jeune savant, qu'on doit beaucoup compter dans l'acupuncture sur la diversité de la matière, et sur le choix du métal dont les aiguilles doivent être fabriquées, à raison des mouvements électro-galvaniques qu'elles doivent produire dans quelques cas, et des simples exhalations auxquelles doit se borner leur effet, dans certains autres.

Une théorie assez semblable, mais plus développée, plus abstraite, plus compliquée, fut proclamée, il y a déjà plusieurs années, par M. Perkin, médecin à Plainfeld, dans l'Amérique septentrionale, où elle est connue, ainsi qu'en Angleterre et en Allemagne, sous le titre de perkinisme. Ce docteur avait des aiguilles de métal, d'ivoire, d'ébène, qu'il appelait ses tracteurs, qu'il mettait en rapport ou en opposition, selon ses vues imaginaires, et à l'abri desquelles il se disait et se croyait invulnérable, surtout contre la fièvre jaune, dont pourtant il fut atteint et dont il mourut.

Nous nous garderons bien d'insister sur la conformité de la doctrine de notre confrère avec le système de Perkin; mais nous ne craignons pas de dire ici qu'il a eu bien d'autres prédécesseurs qu'il s'est abstenu de citer et d'énumérer, ne voulant ni être trop long, ni rien dire de superflu.

En effet, passant, sans les montrer, sur deux de nos jeunes docteurs qui ont publié, il n'y a pas long-temps, dans nos journaux, des observations et même des guérisons relatives au même moyen que célèbre aujourd'hui M. Cloquet, nous allons droit à Then-Rhine, qui, dans sa savante et fameuse *Mantissa*, a rassemblé tout ce qu'il y a de plus intéressant à connaître sur la pratique de l'acupuncture chez les plus anciens peuples du monde, et qui a fourni à Dujardin les pages et les dessins dont ce chirurgien, d'ailleurs si érudit, a embelli les quatre ou cinq premières feuilles de son Histoire de la chirurgie.

Engelbert Kæmpfer, dans ses *amœnitates exoticas*, a traité avec son élégance accoutumée la confiance sans bornes des Japonais dans la vertu de l'acupuncture; et il a rassemblé tout ce qui, dans cet empire où il a séjourné, a rapport à son emploi usuel et journalier. On trouve aussi dans le bel ouvrage ci-dessus, soit les figures des aiguilles, du petit maillet, et de leur étui ; soit des représentations des personnes qui viennent d'être soumises à cette curation, et sur le corps desquelles on en reconnaît les traces.

Peu d'étrangers arrivant au Japon échappent à une colique qu'on y appelle *sancki*, et dont l'acupuncture est le remède par excellence. Les relations des voyageurs, et surtout des voyageurs médecins, tels que Bontius, Prosper Alpin, Roveretti, etc., sont précieuses à consulter sur la thérapeutique instrumentale que veut introduire en France, et de là en Europe, un de nos jeunes médecins les plus recommandables par son savoir et sa philanthropie, mais que la ferveur, que le fanatisme du bien peuvent porter un peu trop loin du but. Toutefois, qu'on se garde bien de décourager un si beau zèle, et de si nobles efforts ! On ne saurait être trop riche en moyens de soulager cette pauvre humanité pour laquelle tant de gens semblent s'attendrir en public, tandis qu'en secret ils en méditent le malheur, et voudraient l'étouffer.   P.

ERREUR POPULAIRE

RELATIVE A LA SAIGNÉE PRATIQUÉE DANS L'APO-PLEXIE ET AUTRES CAS GRAVES.

—

Dans les cas urgents, l'apoplexie, une chute violente, etc., qui nécessitent la saignée, doit-on la pratiquer sans délai, quoique le malade ait mangé depuis peu d'instants ?

Telle est la question qui se trouve souvent agitée dans un moment où ce n'est pas le temps de discuter ; nous nous proposons donc de la résoudre dans l'intérêt de l'humanité.

C'est un préjugé généralement répandu qu'il serait fâcheux de saigner quelqu'un après le repas, et ce préjugé a des conséquences aussi funestes qu'il est ridicule et enraciné, qu'il s'accroît tous les jours par l'insouciance et l'impéritie d'un grand nombre de prétendus médecins qui ne firent jamais faire à l'art qu'un pas rétrograde, et qui peuvent se considérer comme des fléaux dévastateurs des familles.

Certes, dans les accidents graves où la saignée est indispensable, il faut saigner sans perdre un instant; d'ailleurs qu'a-t-on à redouter ? Dans le cas contraire, si l'on ne saigne pas, le malade meurt.

Il n'y a pas de dérivatifs assez puissants pour détourner le sang qui remplit les vaisseaux du cerveau prêts à se rompre, ou qui s'épanche dans quelque cavité à la suite d'une chute violente, d'une plaie à la poitrine, etc. Les bains de pieds, les sinapismes, les rubéfiants, les lavements purgatifs qui sont des moyens précieux dans les cas simples ou après la saignée, sont dans les circonstances graves, non seulement insuffisants, mais deviennent nuisibles, parcequ'ils font perdre un temps précieux.

Que peut-on raisonnablement craindre de la saignée pratiquée après le repas ? Rien. Au bout de quelques instants le malade éprouvera des nausées, qui seront bientôt suivies du vomissement, d'autant plus utile alors qu'il aura lieu sans efforts, et qu'il débarrassera l'estomac, dont l'état de plénitude est dans quelques cas cause déterminante de l'apoplexie, et dans d'autres peut devenir une complication morbifique.

La pratique de quelques médecins consiste

à traiter la congestion du cerveau et l'apoplexie par les émétiques d'abord, afin de donner, disent-ils, *une secousse qui réveille la vitalité engourdie;* ils n'emploient les évacuations sanguines que consécutivement.

Le vice de cette méthode saute aux yeux, et la raison la repousse avec d'autant plus de force qu'il ne faut point être médecin pour en sentir tout le danger. Les secousses du vomissement, celles imprimées par une simple toux même, déterminent le transport du sang vers la tête; la face devient rouge, les yeux sont remplis de sang; et l'on ne concevrait pas que le vomissement ne pourrait qu'être pernicieux avant la saignée qui détruit l'état de plénitude où se trouvent les vaisseaux du cerveau !

Nous n'insisterons pas davantage, il est facile d'apprécier le mérite d'une telle pratique.

Il faut donc, dans les cas susmentionnés, avoir préalablement recours aux évacuations sanguines ; les émétiques, s'ils sont nécessaires, pourront suivre sans danger réel, et les dérivatifs, appliqués sur les parties éloignées du siége de la maladie, auront d'autant plus d'efficacité, qu'ils ne devront déplacer qu'une irritation moins fortement entretenue.

Rien ne doit retenir le médecin, ni inquiéter le malade ou les assistants : la saignée, lorsqu'elle est indispensable, peut être faite indistinctement à toutes les époques de la journée, sans tenir compte de la disposition où se trouve l'estomac. Ce n'est cependant pas un conseil donné d'après cette maxime, « *ad extremos morbos, extrema remedia*, aux » grands maux les grands remèdes. » Il est au contraire important de remarquer que, dans le cas indiqué, on agit toujours avec certitude de ne pas nuire, et l'on est en droit d'espérer tout le succès qu'il était humainement possible d'obtenir.

PRÉSAGES

TIRÉS DE L'ÉTAT DES GENCIVES.

—

Sur la fin d'avril 1774, Louis XV allant à la chasse rencontra le convoi funèbre d'une personne qu'on portait en terre : naturellement curieux de ces scènes lugubres, il s'approcha du cercueil qui renfermait le corps d'une jeune fille qu'on lui dit être morte, la veille, de la petite-vérole. Dès ce moment il fut lui-même, sans s'en apercevoir, frappé d'un coup mortel.

Deux jours après, son dentiste (je crois que c'était Bourdet) ne sachant rien de ce qui s'était passé visita, comme de coutume, la bouche du roi, et trouva dans l'état des gencives une altération particulière qui lui sembla annoncer une maladie dangereuse. Il en avertit le valet de chambre de service, mais son avis fut négligé ; et on sait que, le 10 du mois suivant, le roi succomba d'une petite-vé_role, dite alors confluente maligne.

En 1817, j'allai faire voir ma bouche à

M. Pernet, l'un des dentistes les plus renommés et les plus habiles de Paris. La couleur, la consistance de mes gencives, et la pâleur de mes dents parurent fixer son attention, et l'étonner. Il me demanda comment je me portais, si j'avais essuyé quelques maladies, si j'avais fait usage de quelque préparation mercurielle ; à quoi je répondis négativement. Alors, me dit-il, prenez garde à vous, mettez-vous au régime, usez de quelque tisane, ou, mieux encore, consultez votre médecin.

Je ne tins compte ni de l'observation, ni du conseil de M. Pernet, et douze jours après son oracle, dont je ne fis que rire, tant je me sentais dispos et bien portant lorsqu'il le rendit, étant au spectacle, je fus pris de frissons et d'un mal de tête affreux, j'éprouvai de la fatigue dans tous les membres, du dégoût, des envies de vomir ; et dans la nuit suivante, le formidable appareil des symptômes et accidents de cette fièvre nommée typhus fut manifeste chez moi. La justice et la reconnaissance exigent que je cite ici l'honnête et excellent médecin qui m'arracha à la mort à force de sollicitudes, de soins, de vigilance ; c'est M. le docteur Marchand, chevalier de l'ordre royal de la légion d'honneur.

Désirant savoir si d'autres dentistes que
M. Pernet, dont je ne saurais assez louer la
prudence et la singulière dextérité, avaient fait
les mêmes remarques que les deux que je
viens de dénommer, je n'ai guère trouvé que
feu Laforgue qui s'en soit sérieusement occupé ; et quoique les ouvrages des dentistes
n'annoncent pas toujours, dans leur auteur,
beaucoup de raison, de réserve et de jugement,
je dois dire néanmoins que j'y ai lu des choses
frappantes de vérité, et des instructions des
plus précieuses sur les signes tirés de l'état de
la bouche pour prévoir et prévenir les maladies.

NOUVEL INSTRUMENT,

DIT VACCINATEUR ISOLÉ,

PROPRE A RECUEILLIR , TRANSPORTER ET INOCULER LE FLUIDE VACCIN.

Toutes les méthodes mises en usage jusqu'à ce jour pour recueillir et transporter le fluide vaccin ont paru bonnes et le sont en effet, puisqu'elles réussissent ordinairement. Cependant on ne peut s'empêcher d'avouer qu'elles sont défectueuses par les embarras qu'elles occasionent aux personnes qui ne se trouvent pas dans des circonstances favorables pour se procurer tout ce qu'elles nécessitent (1). C'est ce qui me porta à me servir d'un instrument que je vais décrire, et auquel j'ai donné le nom de *vaccinateur isolé.*

Le vaccinateur isolé consiste principalement en une lame faite à peu près comme celle

____

(1) Ceci ne s'applique pas à la méthode dite de bras à bras, qui est toujours préférable.

d'une lancette, mais cannelée sur chaque face, depuis le talon jusqu'à la pointe. Cette lame est renfermée dans une châsse de nacre ou de toute autre substance peu flexible. La châsse n'est pas mobile comme celle d'une lancette ; elle est fixée par les deux extrémités, et les parois sont écartées l'une de l'autre par un appui d'à peu près une ligne et demie d'épaisseur, interposé à chaque extrémité, et retenu par des clous rivés en dehors. L'appui qui répond au vaccinateur fait corps avec le talon de cet instrument ; il est surmonté d'un petit bouton servant à faire tourner la lame sur la châsse.

Si l'on comprend bien cette description, on remarquera que, lorsque le vaccinateur est fermé, sa lame se trouve isolée entre les deux parois de la châsse. Il est essentiel que ces parois ne soient pas trop flexibles, pour que, le vaccinateur étant fermé, elles ne puissent toucher la lame, même par une pression assez forte.

Cet instrument sert seul à recueillir, transporter et inoculer le fluide vaccin. Après l'avoir entièrement ouvert, de manière que la châsse et la lame soient dans la même direction, on le prend comme un vaccinateur ordinaire, on pique la surface du bouton qui contient le vaccin. Ce fluide sort en gouttelettes que l'on reçoit sur chacune des faces de la lame du vaccinateur et principalement dans les cannelures. Lorsque l'instrument est bien chargé, on le ferme, puis on l'enveloppe dans une petite lame de plomb , et on le place dans une boîte de métal pouvant en contenir un certain nombre interposés entre deux éponges humides (1). De cette manière, on peut transporter fort loin le vaccin ; il reste toujours fluide et propre à être inoculé. Cependant si , par quelque manque de soins, il s'était desséché, on exposerait à la vapeur de l'eau bouillante la lame du vaccinateur, et on opèrerait comme à l'ordinaire.

Sans marquer une trop grande prédilection pour l'instrument que je propose ici, je crois cependant pouvoir le considérer comme préférable, sous tous les rapports , aux autres moyens mis en usage jusqu'à présent pour recueillir et transporter le fluide vaccin ; il épargne beaucoup de peines et de petits soins que

____

(1) On peut se dispenser des éponges humides lorsque le vaccin ne doit pas rester long-temps sur l'instrument ; il suffit d'envelopper ce dernier dans la lame de plomb , ou simplement dans du papier.

les autres méthodes entraînent nécessairement avec elles.

On objectera peut-être que l'instrument pourra être oxidé par le vaccin et causer des accidents, principalement la fausse vaccine. J'avouerai que cela peut arriver, si le vaccin reste plusieurs jours sur l'instrument. Mais il est facile de remédier à cet inconvénient, en faisant faire la lame du vaccinateur avec un métal non oxidable, tel que l'or et surtout le platine.

Le vaccinateur isolé est aussi préférable aux lancettes pour pratiquer la vaccine dans les cas ordinaires. Je fais confectionner le vaccinateur isolé chez M. Henri, coutelier, rue de l'École de Médecine.   C.

NOTE

DIÉTÉTIQUE ET MÉDICALE.

Il n'y a pas très long-temps que le mois d'avril était l'époque des saignées et des médecines de précaution. On ne le laissait guère passer sans se faire tirer du sang et sans se purger. En France, on avait recours au chirurgien pour se faire ouvrir la veine, et au pharmacien pour avoir une bonne médecine noire qu'il faisait payer quarante sous, et qui, quelquefois, n'était que du jalap délayé dans de l'eau de jus de réglisse, et ne valait que six liards. Mais cette dernière purgation n'en était souvent que plus profitable, à raison de l'état de plénitude et d'ingurgitation abdominales, provenant des repas de famille, des excès du carnaval, de l'oisiveté et du long sommeil de l'hiver. Si l'apothicaire faisait de bons profits, le phlébotomiste ne se trouvait pas moins bien de la saison ; ils faisaient, disaient-ils, leur moisson ; c'était le meilleur temps de l'année pour eux. En Allemagne il en était de même ; il n'y avait de différence que dans la manière de saigner et de purger. On allait en procession chez le *fescher*, qui appliquait sur les épaules plusieurs ventouses scarifiées , lesquelles offraient des dessins de toutes sortes, comme des fleurs, des cœurs embrochés d'une flèche, ou flamboyants comme une grenade, et qui faisaient couler plus ou moins de sang. Après cette évacuation, l'*apotèke* vendait à chacun une dose, forte ou faible, de ratafia purgatif qui n'était réputé avoir bien agi que lorsqu'il avait fait aller vingt-cinq ou trente fois. On était sûr alors d'être bien purgé, et on croyait n'avoir à craindre aucune maladie le reste de l'année. Le bon temps ! Oui, me dira-t-on, pour les saigneurs et les marchands de *purges;* mais tout le monde ne pouvait pas saigner et vendre des médecines. A la bonne heure : cependant on se tirait d'affaire, et chacun attendait son tour, dont il savait profiter. Dans le temps des fruits, et en particulier des cerises, le chirurgien était aux aguets à cause des fractures causées par les chutes du haut des arbres. On allait en pèlerinage à Sainte-Claire pour éclaircir sa vue et guérir du mal d'yeux ; on allait à Saint-Marcoux pour les écrouelles, etc. Après cela venaient les cornets ou la clef de Saint-Hubert, contre la rage ; les anneaux préservatifs de la foudre ; les petits cordons de saint François, contre la nouure des enfants, et contre une foule de maléfices. Il y en avait enfin pour tout le monde, et il ne faut pas croire que nous voulions tourner en dérision ces petites pratiques, ces pieuses croyances qui inspiraient quelquefois une confiance et une sécurité dangereuses par leurs excès, et par la négligence de précautions indispensables qu'on devait leur associer, mais qui adoucissaient des chagrins, calmaient des inquiétudes et élevaient vers le souverain dispensateur du bien et du mal des âmes trop disposées à lui refuser leurs hommages.

Il est bien certain qu'au sortir de l'hiver on est généralement dans un état de pléthore et d'engouement viscéral qui, s'il ne se dissipe promptement de lui-même, doit être combattu avec prudence par un régime approprié, et quelquefois par de légers évacuants dont le choix et l'administration méritent d'être dévolus aux hommes de l'art connaissant bien les habitudes et le tempérament du sujet.

Rafraîchir le sang, dépurer les humeurs, adoucir la lymphe, tranquilliser les nerfs, sont des mots presque vides de sens et des abstractions ; c'est au moins ce qu'on veut faire entendre aujourd'hui. Mais diminuer la somme des aliments, préférer ceux qui nourrissent peu, relâcher le ventre, porter aux urines, faire usage de quelque boisson douce, prendre quelques bains, manger des soupes maigres, mêler des végétaux à sa nourriture : voilà de quoi se délivrer de la pesanteur de corps et de tête, ainsi que de cet embonpoint trompeur et incommode qu'on a contracté pendant l'hiver ; et le temps de jeûne, d'abstinence et de régime maigre qui succède aux quatre mois de bonne chère sans assez d'exercice, ou de grosse chair sans assez de travail, outre la sainteté de son institution, n'a-t-il pas pour motif, du moins secondaire, la santé de l'homme et sa conservation ? d'autres diront que la propagation des animaux destinés à nous nourrir n'a pas été étrangère à l'établissement de la sainte quadragésime, et ils pourront aussi avoir raison.

Ce qui vient d'être dit n'était pas *ignoré* des fondateurs d'ordres monastiques, toujours attentifs à ce qui pouvait maintenir leurs sujets dans un milieu nécessaire entre la santé et la maladie, et aimant mieux les voir débiles et pâles, que de trouver en eux une vigueur et une alacrité qui les eût exposés aux tentations, et peut-être rendus indociles , rebelles et trop difficiles à gouverner. Aussi les faisait-on saigner deux et jusqu'à quatre fois par an ; et c'est ce qu'on appelait la *minution*, du mot latin *minuere*, diminuer. Cette pratique avait souvent lieu dans les riches abbayes où les moines étaient abondamment nourris. Elle était encore usitée à Cîteaux et à Clervaux, en 1788 ; et les Bernardins s'y prêtaient volontiers , parcequ'ils avaient trois jours de vacances, de promenades et de douceurs de toute espèce, après qu'ils y avaient été soumis.

P.

EAU DE BOULEAU.

—

L'approche du printemps est presque toujours le triste signal des sucs d'herbes, du lait
d'ânesse, des bouillons médicinaux, des apozèmes, du petit-lait, et de toute cette banalité
de recettes à la faveur desquelles le médecin
adroit tâche de se tirer d'affaire vis-à-vis ces
malade sincurables, ces sujets cacochymes,
ces infirmes imaginaires, ces exigeants hypo-
chondriaques, qui veulent absolument qu'on
les guérisse, qu'on leur donne de la santé
pour leur argent, comme un libraire voulait
que Voltaire, qu'il entendait bien nourrir et
bien payer, lui fît des tragédies et des siècles
de Louis XIV.

On veut mettre le printemps à contribution
pour tout ce qu'il doit produire de remèdes
contre les maux présents et contre les maux
à venir, et on oublie, ou plutôt on ignore le
plus précieux de tous, le plus efficace, le plus
sûr, le plus simple et le moins coûteux, c'est
l'eau de bouleau, qui ne coule que dans cette

saison, et seulement pendant la moitié de cette saison, selon les années.

Dans tout le nord de l'Europe, à commencer par nos départements du Rhin, jusqu'aux confins de la Russie la plus septentrionale, l'eau de bouleau est l'espoir, le bonheur et la panacée des habitants riches et pauvres, grands et petits, seigneurs et serfs. Deux fois la semaine, les marchés sont couverts de cruches de cette eau, chacun achète ou fait acheter la sienne ; on la boit comme on boit des eaux minérales, en se promenant, en causant ensemble, en se demandant mutuellement des nouvelles de la cruche de la veille, en s'interrogeant de part et d'autre sur la dose où on en est de celle du jour.

Cet usage général et héréditaire subsiste depuis un temps immémorial, et loin de s'être dégoûté de l'eau de bouleau, il semble qu'on la recherche chaque année avec plus d'empressement, et qu'on la boive avec plus de confiance ; ce qui prouve qu'on s'en est toujours bien trouvé, et qu'elle n'a pas cessé d'être utile.

Il ne faut, tant que dure l'eau chérie, ni médecine ni médecins. On boit la liqueur la plus naturelle qu'il puisse y avoir, et on profite d'une production à laquelle l'art n'a pas la moindre part.

L'eau, ou plutôt la sève du bouleau, est en effet comme un petit-lait sortant, tout préparé, des mains de la nature. Telle l'arbre la fournit, telle on la boit ; mais cette eau, cette sève, ne durent malheureusement pas long-temps. On n'a guère qu'un mois à en profiter, et voici comment on se la procure : dès les premiers jours de mars, on va dans la forêt voisine choisir un bouleau de moyenne taille, on y fait, avec une vrille grosse comme une plume à écrire, un trou horizontal, à la hauteur de trois ou quatre pieds du sol ; dans le trou, un peu profond, on place un tuyau de paille qui sort de trois ou quatre travers de doigt pour servir de conducteur à l'eau qui va s'écouler au-dessous et à terre ; on dispose un récipient quelconque que l'on couvre d'un linge clair et propre, afin d'arrêter les petits insectes ou les ordures qui pourraient y tomber. Ce récipient se remplit bientôt ; on ne fait cette perforation qu'une ou deux fois sur le même arbre, et au bout de peu jours on passe à un autre, afin de ne pas trop le fatiguer. On a soin, quand on fait ce changement, de boucher le trou avec un fosset, sans quoi le bouleau, continuant à donner plus ou moins d'eau, souffrirait, sans toutefois en périr, tant cet arbre est dur et vivace.

C'est le soir après le coucher du soleil qu'il faut porter son récipient ou ses cruches. Dans le jour il ne coule rien ; le vase ne se remplit que pendant la nuit.

La liqueur est claire comme de l'eau de fontaine ; elle a une saveur douce, lactescente, sucrée ; on peut en boire jusqu'à six verres dans la journée, et même plus si l'estomac ne la fastidie pas, et ce dégoût passager arrive très rarement. On commence par une moindre quantité, et on l'augmente graduellement, selon qu'elle passe bien.

Il faut que l'eau de bouleau soit renouvelée au moins tous les trois jours et tenue au frais, sans quoi elle fermente à un tel degré qu'elle fait sauter le bouchon comme du vin de Champagne, et qu'on peut en faire de l'alcool assez fort.

Cette agréable boisson est fort du goût des dames, des jeunes personnes et des enfants. Elle convient à tous les individus, quelque difficiles et délicats qu'ils puissent être, en proportionnant la dose à leurs forces et à l'activité de leurs digestions. Dans les engouements des entrailles, dans l'empâtement des viscères et des grosses glandes, elle réussit admirablement bien ; les maladies de la peau, les boutons, dartres, couperoses, etc., lui résistent rarement. C'est un remède précieux dans les affections rhumatismales, dans les reliquats de goutte, dans les embarras de la vessie, et dans une foule de maux chroniques contre lesquels la science médicale est si sujette à échouer. Il n'est pas difficile de sentir qu'une liqueur si débonnaire, si innocente, ne peut produire que de bons effets, sans faire courir aucun risque à ceux même qui pourraient en abuser.

P.

DES CHOSES

QUI CONVIENNENT AUX MALADES ET A CEUX QUI LES ASSISTENT.

—

On ne peut douter que les soins particuliers de ceux qui approchent les malades, ou qui leur sont chers, n'entrent pour beaucoup dans le succès que le médecin peut espérer; et qu'au contraire, toute la science que ce dernier peut posséder ne devienne nulle dans ses résultats, si pendant son absence on n'exécute pas fidèlement les prescriptions qu'il a faites, ou si on n'est pas assez attentif à en observer les effets et à lui en rendre un compte exact à son retour. Hippocrate a dit : « Il faut » non seulement que le médecin fasse ce qui » convient, mais encore que le malade, ceux » qui l'approchent, et tout ce qui l'environne, » concourent au même but. »

Du choix des garde-malades.

Nous allons indiquer les qualités que l'on doit rechercher le plus dans les garde-malades. Bien que ce soit surtout aux personnes qui se livrent ou se destinent à cette profession, si utile à l'humanité souffrante, que nous consacrons cet article, on conçoit cependant qu'il sera aussi d'une grande utilité à celles qui, sans exercer habituellement la profession de gardes, donnent des soins aux malades par attachement, ou parceque les circonstances se trouvent telles, qu'elles ne peuvent s'en dispenser. Cet article ne doit pas être étranger non plus aux médecins eux-mêmes qui doivent avoir l'œil à tout ce qui peut intéresser leurs malades. S'il ne guérit pas toujours, si les maladies sont trop souvent au-dessus des ressources de son art, le véritable médecin, pénétré de sa dignité, mais imbu des principes que son cœur doit lui suggérer, ne peut rien trouver au-dessous de lui; qu'il se persuade intimement que rien n'est vil lorsqu'il s'agit de remplir un devoir sacré, et que son mérite sera toujours assez rehaussé lorsque sa conscience lui témoignera continuellement que toutes ses actions ont pour but le soulagement de ses semblables. En un mot, le médecin ne doit pas répugner à faire souvent l'office de garde-malade. Il faut donc qu'il en connaisse tous les **devoirs.**

On emploie quelquefois des hommes pour garder les malades ; ils sont plus forts, mais les femmes sont préférables, parcequ'elles sont en général plus douces, plus patientes, et plus compatissantes. Leur société est aussi plus agréable aux hommes, et moins gênante pour les femmes ; elles sont surtout plus au fait de certaines occupations de ménage pour lesquelles les hommes sont fort maladroits ou peu disposés ; il ne faut donc se servir de ces derniers que pour aider la garde lorsque le cas l'exige.

Les principales qualités d'une garde sont la vigilance et la propreté ; il faut de plus qu'elle soit robuste, d'une bonne santé, sans infirmités, sobre, intelligente, sachant lire et écrire, discrète, et, ce qui est rare, point bavarde, fidèle et empressée à exécuter les ordonnances du médecin, et d'un caractère assez sensé pour ne pas se laisser influencer par des préjugés vulgaires, ou se croire plus instruite que les médecins mêmes. Elle doit avoir assez de fermeté pour conserver un visage tranquille, même au moment du danger, afin que le malade ne puisse lire dans ses traits l'état où il se trouve. Une garde ne peut se permettre de rien changer aux prescriptions, ni même à l'ordre dans lequel le médecin a voulu qu'elles soient administrées; elle doit seulement en noter les effets, et lui faire connaître à son retour les résultats de son observation minutieuse. Une garde doit s'abstenir de toute espèce de réflexions, et surtout de rapporter les cas malheureux où elle a pu se trouver, ce qui peut frapper le malade d'une manière fâcheuse; elle doit inspirer toute confiance à ce dernier, et ne jamais s'offenser des discours même injurieux qui peuvent lui être adressés : c'est ici le cas de souffrir pour l'amour de son prochain. Il n'est pas non plus convenable de trancher du maître avec tout le monde; ces airs d'importance ne peuvent qu'irriter le malade, qui souvent ne se plaint pas, mais dont l'état se trouve aggravé par ces tracasseries. Avec douceur, une garde adroite et spirituelle sait écarter les visites importunes, et faire changer une conversation qui pourrait inquiéter le malade. C'est avec ces qualités réunies qu'une garde s'élève bien au-dessus de sa condition, et qu'elle obtiendra l'honneur et la reconnaissance qu'elle a droit d'espérer d'une conduite sans reproche.

Du lit, de la chambre, et de quelques précau-
tions qui doivent être observées.

Il est mauvais que le lit soit enfoncé dans
une alcôve, ou entouré de rideaux toujours
fermés ; il faut au contraire que l'atmosphère
qui entoure le malade soit continuellement
renouvelée , et que l'air circule facilement
dans tout l'appartement. On ouvrira donc de
temps à autre les fenêtres, et entièrement,
car les courants d'air sont à craindre ; mais
alors il faut fermer les rideaux , que l'on rou-
vre ensuite. Le lit doit être placé de manière
que l'on puisse aller et venir tout autour avec
aisance. Il doit être composé de matelas de crin
ou de laine : il faut en bannir la plume et le
duvet, ces substances entretiennent trop de chaleur et d'humidité dans certains cas ; elles se
chargent aussi des miasmes délétères ; d'ailleurs,
si on n'a pas la facilité de refaire souvent le
lit, il se défait moins s'il n'entre pas de plume
dans sa construction. Il est quelquefois urgent
de garnir le lit, ce qui se fait avec un drap plié
en plusieurs doubles (alèze), sous lequel on
place un morceau de toile cirée ; on met ensuite les draps, qui doivent être bien secs et
blancs de lessive. C'est un préjugé ridicule de

croire que les draps qui ont servi soient plus convenables. Les couvertures seront de laine ou de coton, suivant la saison et le degré de chaleur qu'il convient d'entretenir. Dans aucun cas cependant on ne doit employer des étoffes lourdes, ce qui fatiguerait le malade, et servirait plus qu'on ne pense à aggraver son état. On place sous la tête des oreillers en plus ou moins grand nombre, suivant les habitudes, ou que le cas l'exige et qu'il a été prescrit de le faire. Pour chauffer le lit, ce qui doit toujours avoir lieu, il ne faut pas se servir de bassinoires; à part le danger auquel elles exposent, elles communiquent une odeur qui est souvent fâcheuse, et qu'on masque inutilement en y faisant brûler du sucre : on échauffe suffisamment un lit en y promenant une grande bouteille de grès remplie d'eau bouillante; on peut ensuite laisser cette bouteille aux pieds du malade.

Il faut refaire le lit et le mettre à l'air au moins une fois par jour, sauf les cas extraordinaires, dans lesquels il faut prendre les ordres du médecin. Si les moyens du malade le permettent, on changera les draps et le linge de corps très fréquemment, tous les jours même s'il est possible; rien ne soulage autant et ne

coopère d'une manière plus efficace au parfait
rétablissement d'un malade. Il est rare que ce
dernier puisse se lever pour qu'on fasse son lit ;
il faut donc avec précaution le transporter
dans un autre, placé immédiatement auprès de
celui qu'il quitte. En faisant le lit, évitez de remuer les matelas, les draps et les couvertures,
de manière à agiter l'air qui environne le malade, ce qui pourrait lui occasioner du froid ;
il est essentiel de l'entourer d'un paravent.

La plus grande propreté doit être observée
dans la chambre d'un malade ; il doit constamment y régner un air pur, et jamais chargé
d'aucune espèce d'odeur. Il faut, comme nous
l'avons dit, mais on ne saurait trop insister,
ouvrir fréquemment les fenêtres et les portes, en
évitant les courants d'air. En été, dans les
grandes chaleurs, on peut sans inconvénient
laisser les fenêtres toujours ouvertes, cependant il est bon de prendre l'avis du médecin.
Si des mouches ou d'autres insectes incommo-
daient le malade, il faudrait soigneusement
les écarter. On se débarrasse facilement des
mouches et des cousins, en suspendant au
ciel du lit et en attachant aux rideaux quelques
branches de feuillage vert. En hiver, la température ne doit jamais excéder dix-huit à

vingt degrés; il n'est pas dispendieux et il est utile de se procurer un petit thermomètre que l'on place dans l'appartement afin de maintenir la température indiquée. Il faut surtout éviter l'humidité et le froid des murailles, en éloignant beaucoup le lit ; mais si cela ne peut avoir lieu, il faut les recouvrir de planches, de tapis ou de paillassons épais.

Il faut prendre toutes les précautions possibles pour parer à l'inconvénient d'une cheminée qui fume, et surtout ne jamais se servir de charbon, de poussier ou de braise dont les émanations, peu salubres dans l'état de santé, sont pernicieuses pour un malade. Les tisanes, les préparations médicamenteuses, et les aliments de la garde, doivent être apprêtés dans une pièce éloignée. La nuit, la chandelle et les petites lampes dites veilleuses répandent une fumée qui vicie l'air et rend la respiration pénible; il faut les tenir habituellement dans la cheminée.

Les fumigations dont on fait ordinairement usage ne sont pas d'un aussi bon effet qu'on le croit généralement; celles du vinaigre versé sur une pelle rougie sont nuisibles, elles font tousser le malade; celles de sûcre brûlé ont le même inconvénient, et ne font que masquer les odeurs des miasmes, sans les détruire. Un moyen de désinfection beaucoup plus commode, et qui n'offre aucun inconvénient, consiste dans l'arrosement et le lavage des lieux qu'on veut assainir, avec une dissolution d'oxyde de chlorure de calcium. Les pharmaciens vendent des flacons remplis de cette solution concentrée (1). On en met deux cuillerées à bouche dans une chopine d'eau, et on arrose ou on lave comme avec de l'eau ordinaire. Le prix de cette préparation est peu élevé.

Mais avant tout il faut avoir le plus grand soin de ne jamais laisser séjourner dans la chambre du malade du linge sale quel qu'il soit, et des vases de service, crachoirs et autres, qui ne seraient pas propres.

De quelques précautions que doivent prendre les personnes qui approchent les malades.

Si les soins de propreté et d'assainissement que nous venons d'indiquer ne parviennent pas tout-à-fait à anéantir la violence de certaines contagions, ils en restreignent beaucoup

(1) On trouve chez M. Chevallier, pharmacien, place du Pont-Saint-Michel, n° 43, des flacons préparés d'oxyde de chlorure de calcium; leur prix est de 2 fr.

le danger, car dans quelques cas la contagion est le résultat de la malpropreté. Néanmoins il y a encore quelques précautions que les garde-malades doivent prendre relativement à leur personne. Ces précautions consistent 1° à se laver fréquemment le visage et les mains avec de l'eau fraîche aiguisée de vinaigre. Il vaudrait encore mieux se servir de la solution faible d'oxyde de chlorure de calcium que nous avons conseillée plus haut pour faire les arrosements.

2° A ne jamais ni manger ni boire dans la chambre du malade; l'introduction des miasmes délétères a souvent lieu pendant la déglutition des substances alimentaires.

3° Il faut éviter de respirer l'air qui sort de la poitrine des malades atteints de maladies graves; ne jamais avaler sa salive, et surtout ne pas prendre sa respiration au moment où l'on ouvre le lit; il faut aussi sortir de temps en temps pour aller respirer un air pur.

4° Lorsqu'on a les mains en sueur ou écorchées dans quelque partie, il ne faut pas toucher les malades à nu. On met des gants de toile ou de batiste, que l'on quitte immédiatement après son service pour les exposer à l'air ou auprès du feu. Il est facile de faire entendre

au malade que si vous prenez cette précaution, c'est autant pour son avantage que pour
le vôtre; et cela est souvent réel, car si on a
les mains suantes, le malade éprouve quelque
répugnance quand on le touche, et il est toujours mauvais de lui appliquer les mains froides sur le corps.

5° Il ne faut jamais prendre avec les mains
et approcher de ses vêtements les linges sales
qui ont servi aux malades; pour les porter
au dehors il faut se servir de pinces ou pin-
cettes.

6° Si l'on est obligé de frictionner un malade avec quelques pommades ou autres topiques, il faut se munir de gants de peau.

7° Enfin les personnes qui approchent les
malades doivent bannir toute inquiétude, et
ne redouter la contagion qu'autant qu'il est
nécessaire pour être porté à prendre les précautions convenables. La crainte diminue l'action vitale, et jette les organes dans un état
passif, de sorte qu'ils ne réagissent pas sur les
miasmes délétères, et s'en laissent facilement
pénétrer. Le courage et la tranquillité d'esprit
au contraire sont de puissants préservatifs des
contagions.

On regardera peut-être tous ces conseils

comme minutieux et inutiles: nous ne pensons pas qu'ils le soient, et nous croyons au contraire qu'on arrêterait bientôt les grandes contagions, si l'observation de ces préceptes avait constamment lieu, et un grand nombre de pauvres malades ne seraient pas abandonnés, comme ils le sont souvent dans les épidémies, sans que pour cela le fléau termine ses ravages. Il est peu de médecins qui aient succombé à des maladies contagieuses quand ils ont pu prendre toutes les précautions de rigueur et que la force de leur caractère leur faisait mépriser le danger. Les médecins tels qu'ils doivent être ont peu à craindre; le dévouement qu'ils montrent en se transportant dans les foyers d'infection ne peut jamais être comparé à celui de ces humbles sœurs hospitalières, qui n'espèrent d'autre gloire et d'autres récompense que la bénédiction du Dieu qu'elles servent.

De la conduite que doivent tenir les gardes dans leur service auprès des malades.

Il est important de prendre pour les malades un grand nombre de petites précautions qui paraissent futiles, mais qui contribuent plus qu'on ne pense à opérer leur rétablissement. Les prévenances, les petits soins les flattent beaucoup ; un rien au contraire les irrite, et le traitement des maladies exige d'autant plus de calme qu'elles sont plus graves. Ce calme est nécessaire au moral et au physique. Il faut qu'un malade repose tranquillement, que ses organes ne soient pas excités ; il ne faut donc pas lire à haute voix, ni tenir de conversation devant ou avec lui. Une attention soutenue fatigue le cerveau, et tous les autres organes s'en ressentent. Il faut écarter tout ce qui pourrait occasioner du bruit, garnir même les battants de sonnettes avec du linge. Les malades aiment assez qu'on s'occupe d'eux ; cependant il est bon d'étudier leur caractère, pour ne pas leur devenir importun. Règle générale, il faut se plier à leurs caprices, et condescendre à leurs désirs, toutes les fois qu'ils ne portent pas sur des choses qui pourraient devenir nuisibles à leur état. Il faut amuser les enfants et les vieillards, flatter les riches et consoler les malheureux. Il faut soutenir et ranimer le courage des malades, en leur montrant de la satisfaction, une gaieté modérée, et surtout en affermissant la confiance qu'ils ont en leur médecin. Il ne convient pas de censurer les prescriptions ou de proposer d'autres remèdes.

En changeant un malade ou en lui administrant quelque chose, il faut, sans se presser trop, éviter la lenteur, et surtout agir avec adresse, de crainte d'impatienter ou de faire souffrir.

Il ne faut pas remuer un malade qui est très faible; pour le faire boire on se sert d'un biberon de faïence. Il ne faut pas qu'il se mette sur son séant; cette position détermine souvent la syncope (défaillance), qu'on ne combat avec succès qu'en étendant le malade horizontalement, *la tête basse*, et en lui faisant respirer du vinaigre.

Pour passer un bassin sous un malade, il faut le soulever doucement au moyen d'une serviette placée au bas des reins, sous les hanches, et dont les extrémités sont tirées par deux personnes, tandis qu'une autre glisse le vase.

Il ne faut pas employer la violence pour faire prendre aux malades les remèdes qui leur déplaisent; mais avec de la patience et de la douceur, ce qui n'exclut pas la fermeté, on parvient à vaincre leur répugnance. On s'empresse ensuite de détruire le mauvais goût que les médicaments peuvent laisser , en faisant rincer la bouche avec quelques substances d'une saveur opposée; par exemple du sucre après les amers et les sels, des acides après les corps sucrés ou nauséabonds. Quand c'est l'odeur qui déplaît, on engage le malade à se pincer le nez en prenant le médicament. Il faut employer ce dernier moyen pour faire ouvrir la bouche aux enfants ou aux malades qui se refusent opiniâtrément à prendre quelque chose d'indispensable.

Quand un malade vomit, il faut lui procurer une situation commode, et particulièrement lui soutenir la tête, ce qui soulage beaucoup.

Il ne faut jamais réveiller un malade pour lui administrer des médicaments; il y a peu d'exceptions à cette règle.

Les fioles contenant les médicaments doivent être placées dans un endroit frais, et étiquetées de manière à ce qu'il ne puisse y avoir de confusion. Il faut faire chauffer au *bain-marie* les boissons qui doivent être données chaudes.

Il nous paraît inutile de faire connaître ici la manière dont les gardes doivent confectionner certaines préparations médicamenteuses ou alimentaires; le médecin doit toujours l'indiquer dans les ordonnances, ainsi que les précautions qu'il faut prendre pour pratiquer quelques opérations de basse chirurgie, telles que l'application des vésicatoires et des sangsues, le pansement des plaies simples, etc., etc.

DU CHOIX D'UN MÉDECIN.

—

Il n'est pas toujours facile de faire choix du médecin le plus convenable. Doit-on se laisser guider par la réputation? les plus savants médecins sont-ils les plus heureux praticiens? l'âge donne-t-il réellement le savoir et l'expérience?

Toujours est-il qu'il faut prendre un médecin qui réponde, autant que possible, au caractère du malade, et qui, vrai possesseur de la science d'Esculape, ne se croie pas pour cela infaillible. Il doit avoir de l'assurance sans cette témérité qui porte à ne douter de rien. La modestie est l'apanage du vrai mérite. Avec du bon sens on se trompera difficilement sur les qualités d'un médecin; car il ne faut pas que ce dernier sache seulement la médecine, mais plutôt qu'il soit doué d'un jugement sain qui lui donnera le mérite de l'à propos, et ce tact fin et subtil qui seul donne la conscience du mode de médication qu'il convient d'employer.

Je connais le tempérament de mon malade, s'écrie continuellement l'ignorant médecin qui craint de laisser passer sa proie entre les mains d'un autre ; et par cette formule insidieuse, il parvient souvent à conserver des clients, qui, tout en reconnaissant son peu de savoir, craignent cependant de s'abandonner aux soins d'un homme plus habile, mais qui ne *connattra pas leur tempérament*. Tel est le préjugé funeste qu'il convient d'abord de déraciner. Nous serons brefs, parceque les bornes d'un article de journal ne nous permettent pas d'entrer dans les longs raisonnements que pourrait comporter le sujet.

On entend par tempérament la prédominance qui existe dans l'économie de tel ou tel système, sanguin, lymphatique, nerveux, etc. Est-il donc maintenant bien difficile de reconnaître chaque tempérament ? Cela se fait instantanément ; un élève de six mois dira juste, à la première inspection, quel est le tempérament prédominant d'une personne qui lui sera présentée. Le mot tempérament, ainsi que quelques autres, n'est qu'une arme employée par le charlatanisme pour capter la confiance.

Doit-on se laisser guider par la réputation ?

J'ai entendu quelque part ce qui suit ; je le

répète, parcequ'il ne faut chercher à mieux dire que les autres que lorsqu'on est certain de se faire mieux comprendre.

« Savez-vous comment je suis parvenu à me » faire un nom ? J'avais guéri beaucoup de pau-» vres des infirmités les plus graves, et personne » n'avait encore parlé de moi : enfin le hasard » me conduit chez une petite-maîtresse à va-» peurs, elle se croyait mourante, et n'avait » qu'une migraine ; je la guéris, et je vois la » foule accourir sur mes pas. »

Les plus savants médecins sont-ils les plus heureux praticiens ?

On ne l'observe pas, et nous sommes certains du contraire. Nous appelons savants ceux qui se livrent, dans leur cabinet, à l'étude profonde des théories, et qui ne considèrent les maladies que pour tâcher de les faire correspondre avec les classes, ordres et sous-ordres, divisions méthodiques de leurs systèmes. M. le professeur Dubois est un médecin et un chirurgien habile ; ce n'est point un savant médecin dans l'acception du mot.

L'âge donne-t-il réellement le savoir et l'expérience ?

Le savoir s'acquiert en plus ou moins de temps, selon les capacités départies à chaque

individu. Quant à l'expérience, elle est le résultat de l'observation fréquente et métho-
dique. Celui qui ne l'a pas acquise dans l'espace
de cinq ou six années qu'il a dû passer dans
les hôpitaux, au milieu d'un grand nombre
de maladies de tous genres, que l'on a toute
la facilité possible d'étudier, n'en aura jamais.
Dans le cours de la pratique la plus longue et
la plus étendue, un médecin ne verra jamais
autant de maladies différentes qu'il lui est loi-
sible d'en observer dans tous les hôpitaux,
pendant le court espace d'une année qu'il peut
consacrer entièrement à cette étude.

DES MÉDECINS CONSULTANTS.

—

C'est une chose assez extraordinaire que l'usage d'appeler des médecins en consultation, et toujours précisément lorsqu'il n'y a plus besoin de leur ministère ; c'est-à-dire lorsque les malades sont à la dernière extrémité.

S'il est utile d'avoir plusieurs médecins, ce qui peut être mis en doute, ce n'est certainement pas dans les dernières périodes des maladies, mais bien à leur début, pour établir le diagnostic le plus sûr possible, et le mode de médication à suivre.

Si j'étais malade, je ne serais plus médecin, redevenu homme avec toutes ses faiblesses, avec toute sa pusillanimité, je m'empresserais d'appeler un médecin. Pensant, à l'égard de cette classe d'individus, comme je me suis exprimé dans le précédent article, j'espérerais pouvoir discerner celui auquel je pourrais, avec le plus de chances favorables, donner toute ma confiance ; car, je dois l'avouer, je n'en prendrais qu'un, et je lui livrerais entièrement ma chétive personne.

Quand plusieurs hommes du même état sont réunis, il est impossible qu'ils s'entendent parfaitement. Chacun d'ailleurs ne voulant trouver bien que ce qu'il indique, proposera de changer quelque chose à la prescription de son confrère, fût-elle pour le mieux, afin de ne pas lui laisser tout l'honneur, s'il doit en résulter. Ensuite, quand plusieurs médecins traitent un malade, ils comptent les uns sur les autres; les chances défavorables étant supportées en commun, ou point du tout, personne ne se trouve alors chargé de la responsabilité ordinaire. L'intérêt tout particulier et l'attachement qu'on porte naturellement à celui qui vous confie ce qu'il a de plus précieux sont bien affaiblis, ou n'existent même plus, et l'indifférence qui remplace peut devenir funeste au malade, qui a plus souvent besoin d'être dirigé que traité.

Certainement, à moins que le médecin ordinaire ne le demande pour sa propre satisfaction, il est impossible que son amour-propre ne soit pas quelque peu froissé, quelques procédés et ménagements qu'on y mette, lorsqu'on appellera un consultant. Mais, ce dernier, pourquoi l'appelez-vous? Est-ce pour vous assurer qu'on fait pour le mieux? Vous êtes donc sûr que ce nouveau médecin est plus instruit et mérite plus de confiance que le vôtre ; pourquoi donc ne l'avez-vous pas appelé d'abord? Il n'y a rien à répondre à cette dernière interrogation, car aucune considération ne doit entrer en balance avec le prix de l'existence. Le prix de ses visites peut-être? S'il est cher, ce doit être un excellent médecin. Mais, dans le principe, vous n'en eussiez eu qu'un à payer, et... Il est vrai qu'on ne paie pas toujours celui qui donne les véritables soins. Et si ce consultant propose quelque modification au traitement, êtes-vous bien sûr encore qu'il ne se trompe pas? Peut-il d'ailleurs à une première visite, dans le cours d'une maladie, être bien certain de ce qui est ou sera pour le mieux? Je ne le pense pas, aussi je n'appellerai jamais de consultant sans le désir bien manifesté de mon médecin ordinaire. Voilà pour mon compte, fera comme moi qui voudra.

Mais parlons un peu aussi pour ceux qui aiment la quantité de médecins, pour qui, aussi, cette sorte de luxe est une satisfaction. Dans ce cas, il faut toujours s'attacher les médecins à l'avance, les habituer à vivre ensemble, et à partager également les avantages et les honneurs des cures qu'ils peuvent faire chez vous. Surtout, point de prédilection apparente; qu'ils soient appelés en même temps, qu'ils jugent ensemble et dans un lieu écarté, loin des oreilles profanes, afin qu'aucune passion ne puisse influencer leur détermination : alors, riches et faibles humains, vous pourrez espérer d'être à peu près soignés comme si vous n'aviez qu'un médecin.

Tout ceci est dit pour les consultations entre médecins seulement ; lorsque le cas l'exige, et qu'il faut appeler un chirurgien, le tout va pour le mieux ; celui-ci ne s'enquiert guère du médecin, ce que ce dernier à son tour lui rend bien. Ce qui attire toute la sollicitude du chirurgien, c'est la réussite de son opération. Quant aux suites..... il s'en lave les mains.

Nulla invidia supra medicorum invidiam.

Ce qui veut dire, mesdames, qu'il n'y a point d'envie qui puisse surpasser, même égaler celle des médecins.

CONSULTATION DE MÉDECINS.

(1825 et 1760.)

—

Telle est l'indication de deux charmantes caricatures très spirituellement dessinées par Boilly, reproduites avec bonheur par les pierres lithographiques de Delpech, et que l'on trouve chez tous les marchands d'estampes.

Les peintres d'aujourd'hui, comme certains poëtes l'ont fait dans tous les temps, poursuivent les ridicules de leur siècle. Ceux des médecins méritent moins de ménagements que les autres, parceque leur ministère est tout de gravité, et qu'ils exercent un véritable sacerdoce dans le monde. L'artiste a voulu signaler ici la fatuité de ces docteurs presque imberbes qui s'imaginent que pour réussir dans le monde ils doivent, avant tout, sacrifier aux grâces, consacrer une partie de leur temps aux soins d'une toilette recherchée, et n'approcher du lit de leurs malades que vêtus comme ces poupées à ressorts qui servent aux tailleurs de re nom pour essayer les nouvelles coupes d'habit qu'ils inventent.

Cinq de ces modernes esculapes sont réunis pour une consultation, et l'on s'aperçoit au premier coup d'œil que ce qui les occupe le moins est le sujet qui les rassemble. Ils sortent de table ; on le reconnaît à leur face rubiconde, et au soin que prend l'un d'eux de curer ses dents, qu'il étale avec une vanité toute féminine, et à l'aide d'un rire grimacier tellement étudié, qu'aucune *des perles* qui ornent sa bouche ne peut échapper à la vue. On aperçoit que le second repasse pour la millième fois entre ses doigts effilés et délicats une mèche de cheveux rebelles qui semblent se refuser d'ajouter au piquant de sa physionomie toute charmante. Un troisième, orné d'un lorgnon, consulte avidement le feuilleton d'une gazette indiquant les spectacles du jour ; tandis que le quatrième, tout concentré dans les soins qu'il prend pour donner une heureuse direction à son jabot, ne s'aperçoit pas que le dernier lui explique avec une complaisance toute particulière la forme nouvelle de la pomme d'un jonc monté dans le dernier goût.

Ce qu'il y a de remarquable, c'est que le dessinateur les a tous faits jolis garçons. On dit même qu'à travers la charge de ces caricatures, on y reconnaît les traits de MM. tels et tels : il faut bien que le peintre les ait vus quelque part. Je ne sais pas pourquoi je redoute ces médecins trop jolis garçons. Il me semble que ces messieurs-là ont toujours été trop occupés d'eux-mêmes, et qu'ils n'ont jamais trouvé du temps de reste pour l'étude : je crains bien que ce ne soit surtout dans cette classe que se trouvent les *routiniers*, « ces hommes, » dit le docteur Monfalcon, exerçant un art » dont ils ignorent tous les principes ; sans » tact, sans génie médical, indifférents pour » les progrès de la science, se renfermant ob» stinément dans le cercle étroit de certaines » actions, et dont tout le savoir, toute l'habi» leté consistent à saisir les premiers aperçus » des choses, et à prescrire quelques formules. »

N'est-ce pas au sujet de leurs visites dans les hôpitaux que furent composés ces vers ?

> Là, le long de ces lits où gémit le malheur,
> Victime des secours plus que de la douleur,
> L'ignorance en courant fait sa ronde homicide.
> L'indifférence observe, et le hasard décide.

Maintenant c'est en landau, en cabriolet que ces messieurs font courir leur ignorance. On cite une anecdote qui a donné lieu à une réponse fort piquante de la part d'une fruitière qui vendait souvent à crédit aux domestiques d'un de ces *fashionables*, qui brillait d'un faux éclat par le luxe d'une folle représentation toute fondée sur des dettes. On vint réveiller ce docteur obéré pour donner les secours de son art à une pauvre femme prête à expirer sur son grabat. Il se fâcha contre son domestique de ce qu'il n'avait pas répondu qu'il était absent. « Vous savez bien, imbécile, lui dit-il, que » je ne me lève jamais pour ces gens-là, et » *qu'il n'y a rien à gagner avec la canaille.* » La fruitière, ayant appris cette réponse, répliqua dans son indignation : « C'est donc ça que ses domestiques sont si pauvres. »

Quoique le nombre diminue tous les jours, il existe aussi de ces docteurs, dont la gravité affectée et le pédantisme rappellent les Diafoirus et les Purgons dont Molière a fait justice en peignant si bien leurs ridicules ; de ces routiniers qui, nourris d'anciennes théories, croient à leurs systèmes comme à des démonstrations mathématiques, et regardent comme un crime qu'on ose les soumettre à la discussion ; qui, étrangers aux progrès de l'art et aux découvertes du génie, distribuent sans discernement les purgations et les remèdes, et

tuent leurs malades le plus consciencieuse-
ment du monde.

Ce sont encore ces inamovibles docteurs que
Boilly a offerts aux avides regards de cette partie du public, toujours à l'affût des nouveautés
de la capitale. Deux de ces messieurs sont di-
visés d'opinion, et l'un d'eux s'est sans doute
écarté de la route tracée, car son antagoniste
paraît lui faire de graves reproches, qu'il
écoute de manière à faire croire qu'il n'en tient
pas compte, et qu'il est disposé à soutenir son
avis *unguibus et rostro ;* un troisième, armé
d'un cornet acoustique, tâche de se mettre au
courant de la discussion, qu'il jugera probablement sans l'avoir entendue. Un rire dé-
pourvu d'expression fait ressortir les traits gro-
tesques du quatrième : le moment est bien
choisi, il ne s'agit sans doute que de la vie
d'un homme.... Le dernier, enfin, marque
l'intention d'interposer sa médiation. Il paraît
que ces deux docteurs n'ont pas pris part à la
dispute, sans cela la colère ferait bientôt place
à la gaieté et à la bonhomie qui paraissent sur
leur visage. Dans tous les cas, si ces messieurs
se prennent aux cheveux, ils ne se feront pas
de mal ; car, pour ajouter à la considération
et à l'importance médicale, ils ont soin d'af-

fubler leur chef grotesque d'une respectable perruque.

Ne doit-on pas redouter ces médecins stationnaires, qui regardent comme non avenues toutes les découvertes qui ont agrandi le domaine de la science? Et cette pauvre humanité, si souvent invoquée, et dont les intérêts sont presque toujours méconnus, n'est-elle pas trop heureuse quand le ridicule vient la dérober aux atteintes meurtrières de la médication *tonique, stimulante et curative?*

L'anecdote suivante, racontée par l'auteur des *Incas,* trouve ici naturellement sa place. Il éprouvait depuis sept ans une névralgie faciale qui le faisait souffrir cruellement; elle durait douze à quinze jours, non pas continuellement, mais par accès pendant six heures, et survenait tous les jours à la même heure avec peu de variations. «Un médecin de la reine, dit Marmontel, nommé Malouin, homme assez habile, mais plus Purgon que Purgon lui-même, avait imaginé de me faire prendre en lavement des infusions de vulnéraire; cela ne fit rien; mais au bout de son période accoutumé, le mal avait cessé, et voilà Malouin tout glorieux d'une aussi belle cure. Je ne troublai point son triomphe; mais lui, saisis-

sant l'occasion de me faire une mercuriale : *Eh
bien, mon ami,* me dit-il, *croirez-vous désormais à la médecine et au savoir des médecins ?*
Je lui répondis que j'y croyais très fort. *Non,*
reprit-il, *vous vous permettez quelquefois d'en
parler un peu légèrement ; cela vous fait tort
dans le monde. Voyez parmi les gens de lettres et
les savants, les plus illustres ont toujours respecté notre art,* et il me cita des grands hommes.
Voltaire lui-même, ajouta-t-il, *lui qui respecte
si peu de choses, a toujours parlé avec respect de
la médecine et des médecins. Oui,* lui dis-je,
docteur ; mais, un certain Molière ? Aussi, me
dit-il en me regardant fixement et en me ser-
rant le poignet, *aussi comment est-il mort !*

Honneur à Boilly, qui transforme son savant
crayon en un fouet vengeur de l'humanité, et
qui versé à pleine main le ridicule sur les sal-
timbanques de la médecine.

SUR L'UTILITÉ

DE DONNER UNE GRANDE PUBLICITÉ AUX RÉSULTATS
HEUREUX OU MALHEUREUX DÉPENDANT DE L'EXER-
CICE DE LA MÉDECINE.

—

Il devrait en être d'une maladie comme d'un procès, et des médecins qui traitent l'une, comme des avocats qui plaident dans l'autre. Ceux-ci ne sont jamais oubliés quand il s'agit d'une cause de quelque importance; on les cite soigneusement, soit que la partie ait gagné, soit qu'elle ait perdu ; et lorsqu'ils ont déployé de grands talents, qu'ils ont montré du zèle et de l'habileté, l'issue la plus malheureuse de la procédure et des débats qu'elle a entraînés, au lieu de porter atteinte à leur réputation, ne fait souvent que l'accroître. Pourquoi n'en serait-il pas ainsi des médecins, quand ils ont traité un malade au sort duquel le public a pris quelque intérêt ?

On annonce dans les journaux que M⁰ Dupin et M⁰ Tripier ont porté contradictoirement la parole dans un procès fameux qui a été jugé en faveur de l'un ou de l'autre. Il faudrait annoncer aussi que telle personne, qui relève d'une maladie ou d'un accident grave, a été traitée, de concert, par les célèbres docteurs Portal et Dupuytren ; ou bien, on dirait, si la personne a succombé, que ce sont ces médecins qui l'ont traitée de l'affection mortelle qui a bravé tous leurs efforts et toute leur sagacité. N'eût-il pas convenu, par exemple, que les médecins qui n'ont pu empêcher le savant Langlès de mourir en cinq jours fussent nommés, tant pour être plaints d'une perte qui a dû les contrister les premiers, que pour compatir plus vivement à la destinée de Langlès lui-même, et regretter avec sa famille, avec ses amis et ses nombreux admirateurs, qu'il ait éprouvé l'impuissance d'une science qui, pour n'être pas toujours salutaire, n'en est pas moins respectable par les ressources de toute espèce qu'elle oppose savamment aux désordres de la nature ?

Ainsi nous désirerions qu'à l'avenir, lorsqu'on publiera la mort ou la guérison d'un malade notable, on fît connaître aussi ses médecins, afin que l'on sût s'ils ont été bien choisis, s'ils étaient dignes de la confiance qu'on leur a donnée , et si la somme des revers qu'ils ont éprouvés l'emporte ou non sur celle des succès qui leur ont attiré la renommée dont ils jouissent.

Nous ne prétendons pas dire que cet usage forcerait les gens de l'art à redoubler d'attention , de soins, d'application à l'étude , afin de réussir plus souvent et plus sûrement, bien persuadés que nous sommes que , sous ce triple rapport , on n'a point de reproches à leur faire , sauf quelques exceptions qu'il ne nous appartient pas d'énoncer ici. Mais ce serait un puissant aiguillon pour eux que ce genre de publicité ; car on ne sait que trop combien , dans une immense cité comme Paris , il est malheureusement facile aux médecins de dérober à la multitude , et même aux classes supérieures, les résultats funestes d'une pratique dont on ne leur raconte que les miracles.

Le comte d'Albignac vient d'être enlevé, encore jeune, à la suite , disent les journaux , de l'opération de la pierre. Qui est-ce qui la lui a faite ? Il n'y a pas de doute que ce ne soit un homme de bonne réputation ; mais encore voudrait-on le connaître , et savoir si, n'ayant pas réussi cette fois, il n'a pas dans une foule d'autres occasions vu ses talents couronnés de succès.

On ne saurait croire jusqu'à quel point on est , dans les départements , curieux à cet égard.

Il y a d'excellents chirurgiens et de très bons médecins hors de Paris; ils y sont même en grand nombre, quoique certaines gens du métier affectent d'assurer le contraire ; et, sans vouloir offenser ceux de la capitale , nous nous faisons un devoir d'attester qu'en général on fait très bien la médecine et la chirurgie loin de cette ville.

Ce serait principalement pour les hommes de l'art qui exercent modestement sur un théâtre moins étendu et moins brillant que la citation de ceux de leurs confrères parisiens qui ont sauvé ou perdu un malade d'un rang remarquable aurait le plus d'intérêt et d'utilité.

Un bon desservant, robuste, et ayant à peine cinquante ans, s'était rendu , il y a quelques mois, à Paris, pour y subir l'opération de la taille, que voulaient et que pouvaient très bien lui faire quelques chirurgiens de son voisinage. Il ne retournera plus dans son presbytère , où il serait peut-être aujourd'hui bien guéri et bien portant, s'il ne se fût laissé aller à une prévention qui . à la vérité, n'est pas dénuée de tout fondement , mais qu'on exagère beaucoup trop et trop gratuitement. Comment et par qui l'opération lui a-t-elle été faite? Voilà ce qu'on voudrait savoir, et ce qu'on tient caché.

Nous ne prétendons blâmer personne , et nous songeons encore moins à faire renouveler cette loi absurde et injuste des Égyptiens, qui obligeait les médecins à ne traiter les malades que d'après des règles adoptées et sanctionnées par elle, et punissait de mort ceux qui s'en étaient écartés. Notre intention n'est pas davantage d'établir qu'il ne doit pas être accordé de rétribution aux médecins qui ont échoué dans une curation, conforme d'ailleurs aux principes consacrés par le temps et l'expérience, plutôt qu'à la mode capricieuse du jour. Il faudrait, pour appuyer cette ruineuse innovation, que nous rappelassions trois ou quatre passages de Pline , dont on ne manquerait pas d'être épouvanté.

Les soins éclairés , les sollicitudes pénibles, les visites de jour et de nuit, doivent valoir au médecin une juste rémunération ; et quand, non endurci aux misères humaines, il a fait

non seulement tout ce qu'il a pu , mais encore
tout ce qu'il a dû, il serait affreux de le punir
d'un fâcheux évènement qu'il n'était pas en
son pouvoir d'empêcher.

Anathème au médecin qui ne voit dans la
sainte et noble mission de soulager , de conserver son semblable , que l'art honteux de
gagner de l'argent, que l'ignominieuse per-
spective de s'enrichir ! Malheur au médecin
qui ne publie que des triomphes , souvent encore supposés , ou auxquels il n'a eu que la
moindre part ! Un homme de bien, un vrai
philanthrope , doit aussi avouer ses revers ; et
même , bien que la chose soit difficile à notre
amour-propre , il faudrait , pour l'instruction
des autres et l'acquit de sa conscience , con-
fesser hautement ses torts, et imiter, quoique
de loin , la sublime franchise de Turenne,
qui , interrogé comment il avait perdu la bataille de Rhétel , répondit, *Par ma faute :* mais
il ajouta que ceux qui n'ont pas commis de
fautes aux armées n'y ont pas fait beaucoup
de campagnes. Belle sentence , qui doit imposer silence à ces médecins nouveaux ou délais-
sés, qui se vantent de ne s'être jamais trompés,
par la raison , pourrait-on leur dire . que vous
n'avez jamais eu de malades.   P.

RÉFLEXIONS

SUR L'EXERCICE DE LA MÉDECINE ET SUR UNE NOUVELLE COMPAGNIE D'ASSURANCE CONTRE LES MALADIES.

—

N'est-il pas douloureux de voir que les lois relatives à l'exercice d'un art dont les résultats sont d'une si haute importance pour l'humanité, ne soient observées en aucune manière, et qu'au contraire, l'autorité ferme constamment les yeux sur une foule d'abus qui ne peuvent être comparés à de simples délits de police, tandis que ces derniers sont sévèrement réprimés (1)? Il semble, au contraire, que

(1) Des condamnations sont prononcées tous les jours pour des contraventions relatives à la vente de certaines denrées ou autres objets de peu d'importance, tandis qu'un nombre considérable de charlatans de toute espèce infestent impunément tout le royaume, et en captivant la confiance d'une populace ignorante, et la privant de ses moyens d'existence, ils la portent à toutes sortes d'excès, pour la répression desquels l'autorité est obligée de faire continuellement l'application de peines infamantes et des frais considérables.

toutes les entreprises plus ou moins dangereuses, et qui ont quelque rapport avec la santé des hommes, soient, sinon encouragées, du moins tolérées de telle sorte, que les moins hardis se déterminent à spéculer sur l'existence de leurs semblables, sachant qu'ils n'ont à courir aucune autre chance défavorable que celle de la non-réussite de leur spéculation, l'impunité ayant constamment lieu.

Ces réflexions nous sont suggérées par une entreprise formée par une société de médecins qui, considérant avec plus de soin leur intérêt particulier que le bien de l'humanité, se proposent d'exercer l'art de guérir en général à tant par tête et par abonnement. La compagnie d'assurance *contre* la santé des hommes semble être autorisée, et devoir commencer prochainement l'exploitation de cette nouvelle branche d'industrie (1).

Si la médecine a fait un grand pas relativement à l'étendue des connaissances acquises depuis trente ans, elle en a fait un rétrograde et plus grand encore, sous le rapport de l'avilissement dans lequel sont tombés la plupart de

____

(1) Un prospectus annonce que les bureaux de l'administration sont maintenant établis rue de Richelieu.

ses membres, dont le mépris qu'ils inspirent est déversé sur le petit nombre de vrais médecins. Mais aussi, pourquoi ces derniers, parcequ'ils sont en minorité, n'opposeraient-ils pas à la jactance de leurs adversaires leur bonne foi et leur mérite réel? Doivent-ils craindre de succomber dans une lutte aussi belle? Ne retireront-ils pas, dans tous les cas, la récompense de leur dévouement dans le témoignage de leur conscience, et dans cette satisfaction si vive que l'on éprouve à démasquer les fourbes et à faire briller la vérité?

Mais, par le simple raisonnement, n'est-il donc pas possible de convaincre les hommes sensés de l'extravagance et de la mauvaise foi des créateurs et des approbateurs d'une pareille entreprise? Dans ce cas, nous aurions gain de cause; car, quoi qu'on puisse dire, les hommes de bon sens font la masse d'une population, l'ordre de la société le prouve, et d'ailleurs tous les hommes raisonnent bien sur leurs intérêts, quand on les éclaire avec franchise, et que l'on peut affermir leur conviction par ce peu de mots : *Nous ne pouvons avoir d'autre intérêt à vous parler ainsi que votre bonheur personnel.* En effet, quel préjudice peut nous porter, à nous particulièrement, la nou-

velle société d'assurance ? Aucun ; certainement les gens aisés , ceux dont les moyens les
mettent à même de satisfaire un médecin et
de se l'attacher, n'iront pas , pour une économie aussi mince qu'illusoire, confier leur existence à un ou à plusieurs agents de la société,
qui, retirant un lucre modique et fixe de leur
emploi, *expédieront*, c'est le mot , leurs malades le plus promptement possible , pour se
livrer à une autre pratique plus importante,
et dont ils retireront des avantages d'autant
plus grands qu'ils y consacreront plus de temps
et d'exactitude. Et si l'on nous fait observer
que de grands noms se trouveront à la tête
de la société d'assurance , nous répondrons,
ce que nous avons déjà dit , que cela ne prouve
rien , et que l'art de guérir n'est pas plus heureusement pratiqué par ceux qui jouissent
d'une grande réputation que par ceux qui en
ont une moyenne, qu'ils sont jaloux d'augmenter. Ensuite il faut bien peu connaître les
hommes pour supposer que M. le baron D***,
ou tout autre docteur, qui n'a pas, comme ce
dernier, des titres de noblesse, mais qui refuse
de donner un avis en une seule consultation à
celui qui ne peut lui payer sa course que 10
ou 15 francs, veuille se déranger, et, qui plus

est, sacrifier la brillante fortune dont il jouit
à l'exploitation convenable de la nouvelle spéculation qui ne lui offrira que de très petits
bénéfices, et seulement pour payer la complaisance qu'il aura bien voulu avoir de laisser
imprimer son nom sur le prospectus de la société.

Envisageons l'établissement de cette compagnie sous un autre rapport. Les malheureux
en retireront-ils quelques avantages? Non, cela
est impossible; et cette société ne sera peut-
être qu'un instrument propre à dépeupler les
hôpitaux, dans lesquels, par un préjugé funeste, certains individus n'ont déjà que trop
de répugnance à entrer. Ce sera un grand malheur, car on est aussi bien soigné que possible dans ces établissements, pour lesquels
l'administration et la charité des citoyens font
des sacrifices considérables, et d'autant plus
méritoires, qu'ils sont indispensables, et leurs
résultats précieux. L'art de guérir, et par conséquent l'humanité en général, y trouve aussi
son avantage par les nouvelles connaissances
qu'on acquiert sans cesse, au moyen des observations fréquentes et multipliées qu'un grand
nombre de praticiens peuvent faire dans ces
asiles de la pitié. Au contraire, avec la nou-

velle société d'assurance, le malheureux , abandonné à lui-même en relevant d'une maladie longue , sera privé des moyens d'existence que quelques épargnes , fruit d'un travail laborieux et d'une bonne conduite , auraient pu lui procurer; car si le prix de l'abonnement est fort modique , la dépense sera considérable pour les choses accessoires et essentielles , telles que la garde , le linge et le feu , la lumière , et autres objets dont les hôpitaux sont abondamment pourvus , et qui seront indispensables , particulièrement dans les maladies graves , ou qui nécessiteront des opérations. C'est exprès que nous ne parlons pas , parceque nous supposons qu'il sera compris dans celui d'abonnement , du prix des médicaments , qui seront sans doute fournis par la société. Si on ne peut ici suspecter la qualité de ces médicaments , il devra toujours exister une certaine défiance , fondée sur ce qu'il est naturel que des spéculateurs, qui cherchent à gagner, mettent en usage les moyens de dépenser le moins possible.

Par ces motifs , que les bornes d'un article de journal ne nous permettent pas de développer pour le moment , nous croyons que la question devient nationale , et nous nous empressons d'éclairer le public, qui ne peut encourager une pareille entreprise, dont les résultats peuvent être si funestes à toutes les classes de la société.

———

DES GLAIRES.

—

On donne vulgairement le nom de *glaires* à une humeur muqueuse , épaisse et gluante , que sécrète la membrane des voies digestives.

Le charlatanisme a beaucoup abusé du mot *glaires* , soit pour en imposer sur la nature de quelques affections , soit pour prouver l'efficacité de certains remèdes propres à combattre une prétendue maladie : mine aussi lucrative qu'inépuisable.

La présence des glaires dans l'économie ne peut jamais être considérée comme une maladie essentielle , mais seulement comme l'effet d'une cause qui n'est pas toujours elle-même morbifique. Dans l'état de santé le plus parfait, on trouve et il doit se trouver des matières glaireuses dans toute la longueur des voies digestives. Ces mucosités , ainsi qu'on doit les appeler, sont sécrétées par la membrane muqueuse qui revêt intérieurement toute la capacité du canal intestinal. Ces mucosités sont nécessaires à l'exercice des fonctions digestives ; elles servent à favoriser la marche de la masse alimentaire, marche qui doit être graduellement accélérée à mesure que cette masse se dépouille de sa partie nutritive, et se trouve réduite à la seule partie excrémentitielle.

L'excès de la sécrétion des mucosités stomacales et intestinales peut quelquefois, il est vrai, déterminer un état morbifique ; mais il est difficile de reconnaître le degré qui constitue cet état, et surtout la cause occasionelle qui peut varier. Les *humoristes* disent que la trop grande sécrétion de la membrane muqueuse du canal alimentaire dépend d'une irritation de cette membrane au moyen d'une humeur particulière contenue dans les mucosités sécrétées. Selon d'autres, au contraire, elle est le résultat d'une irritation inflammatoire de la muqueuse digestive, et principalement des glandes que renferme cette membrane. D'autres, enfin, croient que le défaut de ton, une faiblesse locale, détermine la surabondance des glaires désignée sous le nom d'*embarras muqueux stomacal et intestinal.*

L'embarras muqueux stomacal et intestinal se reconnaît aux caractères suivants qui lui sont particuliers : défaut d'appétit sans dégoût, en

vie de vomir, nausées ou éructations fades, pi-
tuites, quelquefois vomissements de matières
blanches ou peu colorées ; digestion pares-
seuse, avec sentiment de pesanteur à l'estomac;
appétence pour les substances stimulantes,
flatuosités et bruits sourds dans les intestins,
quelquefois coliques légères et évacuations
abondantes de matières muqueuses.

Quelle que soit la cause de la présence des
glaires dans les voies digestives, le traitement
curatif varie peu. Il consiste dans l'usage habituel d'une infusion de plantes légèrement
toniques et aromatiques, telles que le thé, la
camomille, le tilleul, la menthe, la mélisse.
Quand il n'y a point de douleurs d'entrailles,
on prend matin et soir une cuillerée de vin de
rhubarbe. Il est souvent utile de se faire vomir
au moyen de l'ipécacuanha, mais il ne faut
employer ce moyen qu'avec discrétion ; il peut
être aussi convenable de se purger, mais il ne
faut jamais se servir de substances irritantes ;
les sels joints à la rhubarbe sont les meilleurs
purgatifs : ainsi on peut prendre une demi-
once de sel d'epsom ou de glauber, avec vingt-
quatre grains de rhubarbe en une seule dose,
dans une tasse d'infusion aromatique. Il est indispensable d'habiter un logement salubre,

bien exposé et aéré ; il faut se garantir des variations de la température, s'abstenir des excitants trop énergiques ou des débilitants. L'usage des aliments aqueux ou farineux est mauvais. Il est bon de prendre de l'exercice, mais sans outrepasser les forces ; il ne faut pas surtout se laisser abattre et se livrer à la mélancolie.

On devra toujours se défier des remèdes dits *anti-glaireux*, et se garder plus encore d'accorder sa confiance aux partisans des maladies glaireuses, qui en voient partout. Ces individus sont ordinairement des charlatans, qui sont d'autant plus à redouter, que leur bavardage a quelque chose de spécieux. Ils vous donnent un remède pour faire évacuer les glaires, et vous en rendez ; donc vous avez des glaires, et le remède est bon. Mais que l'on se souvienne de ce que nous avons dit en commençant cet article ; la sécrétion des glaires est nécessaire, indispensable même. Ces mucosités sont très abondantes. et doivent l'être pendant le travail de la digestion ; elles pénètrent et enveloppent la matière alimentaire et excrémentitielle, elles facilitent sa progression en la rendant plus fluide et plus glissante.

Il faut savoir aussi que tous les purgatifs ir-

ritants font rendre des glaires. Quand il n'y en
a pas, l'irritation qu'ils déterminent en fait
venir; et l'évacuation des glaires ne cesse qu'a-
vec la vie du malade, ou, plus heureusement,
lorsqu'il n'a plus d'argent pour se procurer le
fatal remède et soutenir l'avidité de son as-
sassin.

DES CHAMPIGNONS,

CONSIDÉRÉS COMME ALIMENTS.

Les champignons sont des plantes parasites qui croissent sur les autres végétaux ; il y en a cependant quelques uns de terrestres. On les rencontre le plus fréquemment au pied des arbres, dans les bois épais, où les rayons du soleil pénètrent difficilement. Les champignons comestibles, dont on fait ordinairement usage, ont été cultivés sur des couches de fumier. Abstraction faite de leur mauvaise qualité comme aliment, par la difficulté qu'on éprouve à les digérer, les champignons sont tous dangereux lorsqu'ils se flétrissent et se décomposent ; mais il en existe qui sont, par leur nature, essentiellement vénéneux : ce sont surtout ceux qui croissent à l'ombre, dans les endroits humides, qui sont lourds ou mouillés à leur surface, et d'une odeur désagréable. Il faut se méfier particulièrement de ceux qui ont été attaqués et

abandonnés ensuite par les insectes ; de ceux
encore qui ont une consistance molle , ou qui
se trouvent recouverts d'une espèce de peau.
A ces caractères on pourra reconnaître quelques champignons vénéneux et éviter quelques malheurs ; mais la meilleure manière de
parer à tous , serait de ne jamais faire usage
d'un mets toujours suspect. Nous pouvons
assurer qu'il croît, même sur couches, des
champignons vénéneux ; ce qui le prouve, c'est
qu'il est arrivé des accidents formidables par
l'usage des champignons achetés à la Halle. Cependant il est juste d'observer que l'autorité
donne tous ses soins pour empêcher qu'il ne
soit apporté aux marchés aucune autre espèce
de champignons que de ceux qui viennent sur
couches ; mais, nous le répétons, il n'y a pas
le moindre doute que de cette manière même
il en croît de vénéneux. Peut-être nous objec-
tera-t-on qu'il y a des inspecteurs pour visiter
ces végétaux ; mais nous répondrons, comme
nous le fîmes, il y a quelques années, à
M. d'Anglès, préfet, qui nous avait demandé
une conférence à ce sujet, qu'il n'y a rien de
plus difficile en botanique que la distinction
de chaque espèce de champignons . et qu'il est
impossible que les préposés à leur inspection

soient assez nombreux, assez minutieux, et surtout assez instruits pour visiter avec succès les uns après les autres, comme il faudrait que cela eût lieu, tous les champignons apportés de grand matin dans chaque marché.

En 1819, un juif turc, David Sarvetti, que tout Paris connaissait pour vendre des parfums dans les cafés et au Palais-Royal, mourut au milieu des douleurs les plus atroces, après avoir mangé abondamment d'un plat de champignons qui avaient cependant été achetés à la Halle. Les personnes qui en avaient mangé avec lui, mais en très petite quantité, éprouvèrent des coliques très violentes. A peu près à la même époque, nous avons donné des soins, mais alors le succès couronna nos efforts, à M. et à madame Fleury, empoisonnés par des champignons qu'ils avaient mangés chez un traiteur, et que ce dernier s'était bien certainement procurés à la Halle. Nous rapportons tous ces faits pour prouver le danger auquel on s'expose volontairement en ne se privant pas d'un mets dont la saveur, plus imaginaire qu'agréable, ne peut entrer en balance avec l'inquiétude que l'on doit éprouver, et les accidents qui résultent le plus souvent de l'ingestion des champignons dans l'estomac.

Les mauvais effets résultant de l'introduction des champignons vénéneux dans les voies
digestives ne se manifestent guère qu'au bout
de six, huit, souvent même de vingt-quatre
heures, par les symptômes suivants : vomissement et évacuations alvines, dans lesquels
on retrouve quelquefois des portions de champignons qui n'ont pas encore été digérés ; coliques violentes, rétraction des parois anté-
rieures du ventre, mouvements convulsifs,
soif ardente. Ces accidents sont interrompus
par un état d'assoupissement et de défaillance,
pendant lequel le corps se couvre d'une sueur
froide et gluante; mais au bout de quelques
minutes, ce dangereux calme fait place aux
accidents qui l'ont précédé, et auxquels le
malade ne tarde pas à succomber, si les secours ne sont pas aussi prompts qu'efficaces.

Il faut commencer par faire vomir. On peut
employer l'émétique ou l'ipécacuanha ; même
ces deux substances réunies (deux ou trois
grains d'émétique et vingt-quatre grains d'ipécacuanha pour trois verres d'eau) ont un meilleure effet, en ce qu'elles font vomir et pur-
gent en même temps. On donnera cependant
encore des lavements purgatifs faits avec une
décoction de séné et une poignée de sel de

cuisine. Quand les évacuations par haut et par bas ont été abondantes, et qu'on peut être certain qu'il n'existe plus de champignons dans les voies digestives, on fait prendre, tous les quarts d'heure, une cuillerée d'une potion purgative éthérée, composée ainsi qu'il suit :

℞ Huile de ricin..................... ʒ ij.
Sirop de chicorée composé............. ʒ ij.
Éther.............................. ʒ j.
Mêlez.

Le sel et l'éther ont une action très prononcée pour dissoudre la partie vénéneuse des champignons, mais ces médicaments doivent être associés à des substances purgatives, sans quoi le poison resterait à l'état liquide dans les intestins, l'absorption en serait plus facile et plus prompte, et le remède deviendrait pernicieux.

On appliquera en même temps sur le ventre des cataplasmes émollients. Si les douleurs sont vives, on mettra des sangsues ou on pratiquera une saignée du bras. Enfin, on termine le traitement en continuant la potion purgative éthérée, mais on donne en même temps des boissons adoucissantes, telles que l'eau de poulet, d'orge ou de gruau coupée avec du lait.

HÉMORRHAGIES ACCIDENTELLES.

—

Les suites fréquemment funestes des lésions accidentelles des vaisseaux sanguins nous ont déterminé à publier cet article sur les hémorrhagies et sur les moyens d'arrêter promptement toute grande effusion de sang. Ces moyens n'étant pas assez généralement connus, et les secours de l'art ayant trop tardé, on a vu fréquemment une blessure fort simple être suivie de la mort.

Les hémorrhagies accidentelles sont plus ou moins fâcheuses, selon qu'elles ont pour cause la lésion d'un gros ou d'un petit vaisseau, que ce vaisseau est situé lui-même profondément dans les chairs, ou qu'il est superficiel , et qu'il peut être comprimé sur une partie voisine et solide.

Cependant voici comment on devra se conduire toutes les fois qu'une personne blessée perdra une grande quantité de sang. On lavera la plaie avec de l'eau pure et fraîche ; on la débarrassera de tous les corps étrangers qui pourraient nuire à l'inspection qu'on doit en faire, sans y mettre trop de précipitation, sans se troubler surtout, car en voulant aller vite on perd souvent beaucoup de temps (1). Il faut d'ailleurs que le vaisseau lésé soit fort considérable pour qu'on n'ait pas le temps de prendre quelques précautions avant d'arrêter l'hémorrhagie, qu'il est toujours facile de modérer en maintenant le pouce appuyé fortement à l'endroit d'où sort le sang. La plaie étant bien reconnue, on examinera la quantité de sang qu'elle fournit ; comment il s'écoule ; s'il sort en jet ou en nappe. Dans le premier cas, s'il sort en jet, c'est une artère qui a été attaquée ; il faut y donner toute son attention. Dans le second, les veines ou les vaisseaux capillaires seulement ont été intéressés, et le sang s'arrêtera de lui-même, ou par l'effet d'un simple tamponnement, ou d'une application astringente (l'eau vinaigrée, l'eau de Rabel, etc.).

Quand une artère a été blessée, la compression immédiate est nécessaire. Si ce vaisseau passe près d'un os, comme à la tempe ou au front, par exemple, il suffit de lui faire subir

____

(1) Si la plaie est à la tête, il faut couper exactement et raser tous les cheveux qui la recouvrent et l'entourent.

une compression modérée , au moyen d'une pièce de monnaie enveloppée dans du linge , et maintenue au moyen de tours de bandes que l'on fixe ensuite avec des épingles au bonnet du malade , de manière que rien ne puisse se déranger. Dans les autres parties , s'il y a quelques dispositions à peu près semblables , on se conduit de même, ou avec un peu d'intelligence on obvie aisément aux embarras qu'on pourrait éprouver par le manque de parties solides sur lesquelles il serait facile de faire la compression : d'ailleurs, il faut toujours appeler un chirurgien ; il suffit donc de gagner du temps en attendant son arrivée. Il vaudrait cependant mieux arrêter l'effusion du sang au moyen de la compression exercée avec le pouce ou tout autre doigt , que de se fier à des applications de charpie, d'amadou ou de compresses qui, bientôt imbibées , agiraient à la manière d'une éponge , et ne serviraient à rien qu'à laisser dans une oisiveté dangereuse.

Après une simple application de sangsues, il arrive souvent qu'il est fort difficile d'arrêter le sang, tant à cause du genre de la piqûre , que parceque les sangsues se sont attachées sur des parties qui reçoivent des ramifications artérielles. Dans ce cas, qu'il était impossible

de prévoir , les applications d'amadou et d'autres corps spongieux sont encore inutiles , et
peuvent devenir nuisibles, parcequ'en se fiant
à leur action , on n'emploie pas les moyens
convenables.

Ces petites hémorrhagies réclament toute
l'attention , car elles sont parfois tellement rebelles , qu'on ne parvient à les arrêter qu'en
introdu isant dans la plaie l'extrémité pointue
d'un clou rougi à blanc. Cependant avant d'en
venir à ce moyen violent, il faut essayer l'emploi de la poudre suivante :

℞ Colophane ou résine...................... ß ℥.
    Alun....................................... ℥ ij.
  Triturez pour rendre en poudre fine.

On éponge le sang qui sort de la petite plaie,
et aussitôt on y introduit une petite pincée de
cette poudre. Si le sang pénètre encore , on
remet une seconde prise de poudre, et ainsi
jusqu'à ce qu'il se soit formé une espèce de
mastic qui bouche hermétiquement l'ouver-
ture. On surveille le malade, et on ne cherche
à faire tomber le mastic qu'au bout de quelques jours ; il vaut même mieux attendre qu'il
se détache de lui-même.

DES AVANTAGES

QUE L'ON PEUT RETIRER DE L'IRRITATION ET DE LA SUPPURATION DE LA PEAU, DÉTERMINÉES PAR L'APPLICATION DES EXUTOIRES.

—

Il existe beaucoup de circonstances où il est utile d'établir un point d'irritation et de fluxion des humeurs. Pour atteindre ce but, on emploie divers moyens, tels que l'application des sangsues, des ventouses, des sinapismes, etc. Nous ne voulons parler ici que des avantages qu'on peut obtenir, lorsque le cas l'exige, de l'établissement d'un exutoire, vésicatoire ou cautère : sur une partie quelconque du corps.

On a recours à l'établissement d'un exutoire provisoire ou absolu, selon l'importance du cas, lorsqu'il est nécessaire d'entretenir une irritation peu forte, mais constante, afin d'en déplacer une autre portée sur un organe essentiel, comme dans les inflammations de l'œil, de la poitrine et quelques autres ; pour obtenir la guérison d'une toux, ou d'un catarrhe qui tendrait à passer à l'état chronique; pour fixer certaines maladies locales, ou les rappeler à leur siége primitif lorsqu'elles se sont déplacées; telles que la goutte, les dartres, les ulcères dont la guérison a été trop pressée, ou dont le traitement a été administré inconsidérément.

On provoque et on excite la suppuration de la peau pour modérer la sécrétion des membranes séreuses et muqueuses; pour diminuer la formation du pus dans les organes importants à la vie, et particulièrement dans les affections des poumons, dans la phthisie, les anciens catarrhes et l'asthme; pour remplacer un écoulement habituel supprimé, et empêcher le développement d'une maladie par le transport dans l'économie de la matière de cet écoulement.

Enfin l'utilité d'un vésicatoire et principalement d'un cautère est surtout remarquable pour préserver des affections qui surviennent à cette époque de la vie appelée communément *temps critique*, et aussi pour se mettre à l'abri des maladies épidémiques et contagieuses. Il est prouvé que des individus qui étaient sujets à une suppuration habituelle n'ont pas contracté la peste, la fièvre jaune et quelques

autres maladies épidémiques , quoiqu'ils se
soient trouvés dans des circonstances favorables à la contagion de ces affections.

Pour supprimer un exutoire habituel et ancien , cautère ou vésicatoire (car c'est un préjugé qu'il convient de détruire, que de penser
qu'un vésicatoire puisse être supprimé plus impunément qu'un cautère) , il faut prendre certaines précautions qu'il serait difficile d'indiquer ici, parcequ'elles sont subordonnées aux
motifs qui ont déterminé à appliquer l'exutoire;
cependant nous dirons que les purgatifs doux
et souvent répétés, l'usage des boissons amères
et antiscorbutiques, sont les moyens généraux les plus convenables.

REMÈDE EFFICACE

CONTRE LES ENGELURES.

—

On a proposé et vanté des milliers de remè-des tant préservatifs que curatifs contre les engelures , genre d'affection ordinairement exempte de dangers , mais toujours fâcheuse à raison des douleurs qu'elle cause , de l'altéra-tion passagère qu'elle répand sur la santé , du temps qu'elle fait perdre aux jeunes individus qui en sont atteints , et des difformités ou dé-formations qu'elle est sujette à laisser aux par-ties qui en ont été le siége. Je pourrais ajouter un inconvénient incomparablement plus grave que les précédents , et auquel on ne fait ja-mais assez attention : c'est celui des tisanes , des teintures amères , des sirops antiscorbuti-ques, des opiats de toute espèce , et des régi-mes pénibles autant qu'inutiles que prescrivent la plupart des médecins , à qui il est impos-sible de faire entendre que les engelures sont presque toujours un mal local, déterminé par une cause extérieure indépendante d'un vice interne, et qu'on peut guérir par des applications extérieures bien choisies. Nous attestons ici, d'après notre pratique, notre expérience et notre conscience, que sur vingt-cinq enfants attaqués d'engelures, il n'y en a pas deux auxquels on doive faire un traitement interne, et nous ne craignons pas d'assurer, ou, si l'on veut, de révéler que nous avons vu périr une multitude de ces jeunes sujets, qu'on eût guéris si facilement avec quelques topiques appropriés, par l'effet seul des médicaments dont on s'était obstiné à les accabler au dedans, d'après la fausse idée que les engelures sont une nuance et un symptôme de scrofules. Dernièrement, une petite fille, pleine d'esprit et de vivacité, adorée de ses parents, et touchant à sa septième année, allait mourir, victime de ce misérable préjugé, entre les mains d'un docteur sexagénaire, qui, négligeant la curation extérieure, poursuivait depuis trois mois, dans ce pauvre petit corps, le virus scrofuleux et la diathèse mucoso-lymphatique, à force de calomélas, de teintures chalybées, d'infusions horriblement amères, de purgatifs souvent répétés, et de petitesses diététiques. Le vieux docteur étant tombé lui-même malade, il fallut recourir à un autre, qui, heureusement, se connaissait mieux en engelures ; et dès lors l'enfant, délivrée du fatras de boissons, de potions, de bols, au milieu desquels elle languissait depuis si long-temps, se releva et se rétablit à vue d'œil. Il ne fallut que dix jours pour mettre à fin une guérison qui peut-être n'aurait jamais été effectuée... que par un trépas prématuré.

Dans un des pensionnats de demoiselles les plus distingués de Paris, vingt jeunes personnes, parfaitement bien portantes, ont eu à la fois, cette année, des engelures, quelques unes aux doigts, ce qui a interrompu leurs leçons de piano et de harpe ; et le plus grand nombre aux orteils et aux talons, ce qui a fait suspendre l'exercice de la danse. Il n'existait chez aucune la moindre trace, le plus petit indice de vice lymphatique ; la plus jeune a huit ans, et la plus âgée entre dans sa quinzième année. Celle-ci étant la nièce d'un médecin éclairé, qui l'a traitée par les applications qui vont être indiquées, on l'a vue, en huit ou dix jours, retourner à son instrument et à la salle de danse. Ses petites compagnes se sont empressées de suivre son exemple et de faire usage des mêmes moyens, qui ont eu, en aussi peu de temps, le même succès.

Aussitôt qu'on commence à éprouver un peu de douleur, et quelques petits fourmillements ou élancements dans les doigts, soit des pieds, soit des mains, et qu'on s'aperçoit que ces parties sont un peu tuméfiées, un peu rouges et luisantes, il faut, sans perdre de temps, les laver soir et matin avec l'eau suivante :

Prenez une demi-bouteille d'eau commune;

Ajoutez eau vulnéraire spiritueuse, deux onces;

Ammoniaque ou alcali volatil fluor, trois gros;

Tenez le vase exactement bouché.

On verse, à chaque pansement, la quantité de deux ou trois cuillerées de ce mélange dans une soucoupe; on se frotte les mains, on applique partout où est besoin des compresses imbibées de la même liqueur.

Lorsque les engelures ont fait de grands progrès et qu'elles sont sur le point de crever, c'est-à-dire de s'ulcérer (ce qui n'arrivera jamais si on a le soin d'employer de bonne heure notre lotion), on aura recours à la pommade ci-après, dont les propriétés ne sauraient inspirer trop de confiance; nous la tenons de l'extrême bonté et de l'aimable philanthropie de madame la maréchale Gouvion de Saint-Cyr, qui, en ayant éprouvé sur elle-même la précieuse efficacité, n'a pas voulu qu'elle restât secrète pour le public.

Prenez deux harengs pecs (ou nouvellement salés), découpez-les par morceaux, et broyez-les dans un mortier quelconque.

L'espèce de pâte qui en résultera sera mise dans un petit pot de terre, avec un verre d'huile d'olives ou d'œillettes, et on la fera cuire ainsi, pendant trois heures, à petits bouillons, avec la précaution de remuer de temps en temps, et de bien couvrir le pot.

Quand cette décoction sera un peu refroidie, on la passera dans un linge clair et de résistance, et on exprimera le plus qu'on pourra. On obtiendra ainsi une sorte de pommade dont l'odeur ne sera rien moins qu'agréable, mais dont les vertus seront bientôt manifestes. La manière de s'en servir est d'en étendre plus ou moins sur du linge, dont on couvrira ensuite les parties prises d'engelures, après les avoir lavées, ou simplement humectées avec l'eau ci-dessus indiquée.   P.

ACIDE HYDROCYANIQUE.

Cet acide était connu jusqu'à présent sous le nom d'*acide prussique*. On le trouve dans le laurier-cerise , les amandes amères , l'écorce du merisier à grappes , etc. Il est liquide , très volatil , d'une odeur pénétrante , et d'une saveur d'abord fraîche , puis brûlante. Il s'altère et se corrompt facilement. Mis en contact avec du fer et de l'eau , l'acide hydrocyanique se décompose instantanément et l'on obtient du *bleu de Prusse*. Une goutte de cet acide , dit M. Magendie , portée dans la gueule du chien le plus vigoureux , le fait tomber raide mort après deux ou trois grandes inspirations précipitées. Quelques atomes d'acide appliqués sur l'œil produisent des effets presque aussi soudains et d'ailleurs semblables. La vapeur de cet acide est à peu près autant à redouter ; si on la respire , elle occasione des douleurs de poitrine dont les suites sont d'autant plus funestes que l'inspiration a été plus prolongée. Et contre quelles maladies administre-t-on l'acide prussique? qui le croira! particulièrement dans les affections de poitrine.

Il est maintenant à la mode et du bon ton d'administrer ce redoutable remède, qui vient d'être encore préconisé par quelques innovateurs, et particulièrement par le docteur Heller. Il faut donc indiquer un antidote qu'on puisse opposer efficacement au meurtrier médicament.

On lit ce qui suit dans le n° 10 des Bulletins scientifiques :

Le docteur Murray conseille, contre l'empoisonnement par l'acide prussique, l'ammoniaque (*alcali volatil*). Il en a tenté l'expérience sur des grenouilles et sur trois lapins ; le succès ayant couronné son attente, il en prit lui-même une quantité suffisante pour produire un étourdissement et une douleur de tête assez intense. Il combattit ces effets en respirant de l'alcali étendu d'eau, et en appliquant un linge trempé dans cette liqueur sur le front. En quel-. ques instants tous les symptômes disparurent. Le docteur Murray regarde l'ammoniaque comme un antidote si assuré de l'acide hydrocyanique, qu'il n'hésiterait pas d'en avaler, dit-il, une dose suffisante pour lui donner la mort, s'il trouvait une personne sur laquelle

il pût compter pour lui administrer, au moment favorable, la dose nécessaire de ce précieux antidote.

N'est-il pas inconcevable qu'on soit maintenant obligé de faire des recherches longues et
pénibles pour se garantir de l'action de certains
médicaments dont les bons effets sont aussi
suspects que les remèdes eux-mêmes? et ne
serait-ce pas devenir complice des assassinats
que nos expérimentateurs commettent tous les
jours, que de ne les point signaler avec ardeur? On croirait peut-être que c'est dans l'intérêt de l'humanité que tous ces essais sont en-
trepris? Point du tout; le seul but est de se
faire un nom et de gagner quelque argent. Au
risque de porter la désolation dans les familles,
on administre sans relâche la fatale panacée
pour trouver l'occasion de publier quelque rap-
sodie que l'on décore du titre pompeux de *Mémoire sur l'administration de l'acide hydrocyanique.*

On lit ce qui suit dans un journal de médecine :

« M. Heller a lu dernièrement à l'académie
» royale de médecine, et a publié depuis, un
» mémoire sur l'administration de l'acide hy-
» drocyanique. Ce médecin n'a pas été effrayé

» des effets terribles qu'il peut produire, car il
» le manie avec une extrême hardiesse, au point
» que quelques uns de ses malades sont arrivés,
» dit-il, à prendre douze ou quinze gouttes d'a-
» cide pur dans les vingt-quatre heures. »

Voici les résultats des expériences de M. Heller.

La phthisie pulmonaire n'a jamais été guérie par ce médecin, mais il assure que plusieurs de ses phthisiques, tourmentés de spasmes nerveux, de douleurs erratiques ou d'insomnie, *ont été soulagés* par l'acide prussique *beaucoup mieux que par l'opium.*

Dans les pneumonies (fluxions de poitrine), et dans les pleurésies, l'acide prussique ne peut tenir lieu des saignées et du régime antiphlogistique; mais il calme la toux, dit M. Heller. Grand moyen pour petit effet.

M. Heller avoue n'avoir jamais guéri l'asthme pour lequel il conseille l'acide prussique, sans doute seulement pour multiplier les essais.

Dans la coqueluche, M. Heller dit avoir obtenu une guérison *pour ainsi dire* complète; les malades de M. Heller se laissent donc mourir avant de lui donner le temps de les guérir?

M. Heller dit que l'acide prussique ne guérit pas les anévrysmes, mais *il croit* avoir prolongé l'existence des malades. Un mauvais plaisant expliquerait les expressions de M. Heller, en disant que ce médecin *a alongé la maladie.*

M. Heller dit que les essais qu'il a tentés contre l'épilepsie n'ont point été suivis de succès ; mais comme il a un correctif à tout, il croit encore qu'il est parvenu à en éloigner les accès.

Il résulte encore des essais de M. Heller qu'il n'a pas guéri, *mais soulagé,* dans l'hystérie, au moyen de l'acide prussique, qui pourra *peut-être* être utile dans le tétanos et la rage. La rage !... Nous conseillons à M. Heller de prendre une goutte de son remède pour nous délivrer de la sienne.

Récapitulation des résultats obtenus par M. Heller au moyen de l'acide prussique :

Guérisons. . . . . *aucune.*

Morts. . . . . *sans nombre.*

UN MOT

SUR NOS MODERNES INVESTIGATEURS.

—

A la manière dont se font aujourd'hui les livres, on dirait qu'aucun siècle n'a été plus pauvre d'esprit que le nôtre : ce qui n'est pas une raison pour qu'il obtienne la *vie éternelle*, quoi qu'en dise le *beati pauperes spiritu*... Cependant les feuilles littéraires et scientifiques révèlent tous les jours au monde savant de nouvelles découvertes; les discours académiques proclament les grands pas qu'a faits vers la perfection l'intelligence humaine. Les sciences médicales, surtout, combien n'ont-elles pas avancé depuis notre révolution politique!... Dernièrement encore, peu s'en est fallu que la rage ne succombât sous les efforts philanthropiques de nos modernes expérimentateurs; et, il faut l'avouer, la substitution de l'eau au sang était bien capable d'apaiser les convulsions que produit cette horrible maladie, et le remède attaquait bien le mal dans sa source.

Malheureusement le mérite des découvertes ne se confirme que bien lentement ; il faut donc attendre qu'une nouvelle expérience *sur les animaux* vienne nous prouver que l'on peut encore soutenir la vie de l'homme , après lui avoir trempé le sang dans ses veines , comme on trempe le vin dans un verre. Au moins savons-nous , grâce à un membre de l'Institut, qu'au moyen de quelques pintes d'eau injectées dans les veines , on peut faire disparaître , comme par enchantement, les convulsions de l'hydrophobie la plus confirmée (1).

Mais, malgré l'agrandissement de nos connaissances , le progrès des lumières du siècle et l'esprit de recherche qui le caractérise, à peine a-t-on produit quelques volumes dont la lecture soit supportable, et qui procurent une instruction réelle. Quelle est donc la cause qui donne aux livres de nos jours une valeur si peu solide?... Hélas!... faut-il le dire?.... c'est que malheureusement on n'écrit plus *ex abundantiâ cordis*. On n'attend plus que l'esprit soit plein de sa matière ; la plume de l'écrivain n'est plus guidée par la main du génie ; et il s'en faut bien qu'il ne cède qu'au délire

(1) Le fait a été démenti.

qu'excitent ses inspirations, en produisant au dehors quelques pénibles phrases. Une idée vous paraît neuve ; vous croyez, par exemple, trouver un spécifique contre tous les poisons... Nul besoin d'interroger la nature, de l'examiner attentivement, et d'attendre, en suivant patiemment la marche lente, mais régulière, de ses opérations, qu'elle se laisse surprendre et trahisse son secret.... Mais on s'entoure de quelques animaux (il y a si peu loin de ces êtres à l'homme !), on recueille sur eux quelques faits mal compris ; on les explique sur des tablettes complaisantes, on se bat les flancs, on compile, on se répète, on radote, et la presse gémit.

NOTICE HISTORIQUE
SUR LES OLIBRIUS,
A L'OCCASION D'UNE QUERELLE
DE MÉDECINS.

—

Ces jours passés, deux professeurs de nouvelle fabrique, tristes successeurs, ou plutôt succédanés d'hommes vertueux et savants qu'on leur a sacrifiés (1), se sont pris de querelle à l'occasion de la leçon que venait de faire l'un d'eux, et à laquelle il n'y avait eu que trois assistants, qui encore, selon l'autre, étaient des voyageurs attirés ce jour-là à l'école par curiosité, et voulaient en contempler le magnifique édifice.

Cette remarque, assez peu charitable de la part d'un collègue tout confit de dévotion, ayant cruellement irrité l'amour-propre d'un des plus doucereux apôtres de l'humilité, les voilà tout-à-coup furieux l'un contre l'autre,

(1) C'était en 1824, quelque temps après la *régénération* de la Faculté de médecine de Paris.

enfonçant leur toque, relevant leur robe, se montrant le poing, se provoquant, s'excitant au combat par la menace et par le geste, et représentant assez bien la caricature de deux Lilliputiens qui en seraient venus aux mains pour s'être mutuellement reproché la burlesque exiguité de leur taille. C'en était fait de la perruque ingénue, du rabat plissé et peut-être des petits yeux couleur de rose de ces athlètes furibonds, si je ne fusse accouru pour les séparer et mettre le holà, en tirant de ma vaste poitrine ce cri neptunien, *Quos ego !* Et ajoutant, d'un ton radouci, *Tantæ ne animis cœlestibus iræ !*

Ce ne furent pas leurs vociférations qui m'avertirent ; la scène était absolument muette, et d'ailleurs ils n'ont qu'une voix de serinette, qu'on ne peut entendre de loin. Je fus frappé du bruit des livres qu'ils se jetaient à la tête, et qui, manquant leur coup, allaient tomber contre une porte vitrée, dont ils brisaient avec fracas les carreaux. Ils ne guerroyaient point avec leurs propres livres, qui leur paraissaient à eux-mêmes trop minces et trop légers pour être offensifs ; c'était avec des in-quarto, avec des in-folio entassés là comme ils le sont dans leur bibliothèque, sans être jamais ouverts, et seulement pour faire parade d'érudition.

Ne pouvant plus se battre, et leur sourdine s'étant un peu animée, un torrent d'objurgations des plus amères se mit à couler des deux bouches habituées à ne laisser échapper que de douces, que de vertueuses, que de saintes paroles. Vous n'êtes, dit l'un à son adversaire, qu'un sot, un glorieux, un tartufe. Et vous, repartit l'autre, vous n'êtes, pour tout dire en un seul mot, qu'un olibrius ; oui, qu'un olibrius ! Et notre homme ayant été aussitôt comme foudroyé, je le vis tomber presque évanoui dans un fauteuil lucinaire qui par hasard et très heureusement se trouvait derrière lui, et au fond duquel il avait l'air d'un fœtus à terme.

Cependant il reprit peu à peu contenance, et poussa, en forme de vagissements, ces colériques paroles : Quoi ! je ne suis qu'un Olibrius !.... Et c'est ce drôle (en montrant son collègue qui, ayant retroussé ses manches jusqu'au coude pour mieux combattre, ressemblait à un accoucheur), c'est ce fat intrigant, cet hypocrite qui ose me qualifier ainsi ! Monsieur, dit-il en s'adressant à moi, vous l'avez entendu, vous me servirez de témoin devant les tribunaux. Ah ! je ne suis qu'un olibrius ! Je vous ferai voir ce que c'est qu'un olibrius ! Et il retomba dans son fauteuil lucinaire, où il ne put plus enfanter que quelques sottises abortives et mal articulées.

Messieurs, leur criai-je, remettez-vous, je vous prie, remettez-vous et écoutez-moi. Vous ne savez ni l'un ni l'autre ce que veut dire un olibrius ; vous seriez trop honorés de ressembler aux hommes qui ont porté ce nom vraiment historique, qui, pour vous comme pour le vulgaire, signifie un fat, un impudent, un fanfaron, tandis qu'il rappelle aux personnes instruites une illustre origine, des actions mémorables, de grandes qualités, de rares talents.

Il y eut un Olibrius, beau-frère de l'empereur Valentinien III, qui régna à son tour, mais trop peu de temps pour son peuple, auquel son grand courage, ses mœurs douces, sa clémence et son équité promettaient enfin des jours de paix et de bonheur. Il ne laissa, en mourant, qu'une fille, nommée Julienne, laquelle dut aussi s'appeler Olibria, comme devrait s'appeler la femme ou la fille de l'un de vous, s'il était réellement un Olibrius, et qu'il lui plût d'aller vivre chez les Sarmates, ou mieux encore chez les Algonquins.

On connaît deux ou trois autres Olibrius nés en Italie, où ils tenaient le premier rang et occupaient les places les plus éminentes, et où ils ont laissé d'honorables traces de leur existence : convenez que vous ne ressemblez pas plus à ceux-ci qu'au précédent.

Je vous citerai encore un Olibrius, sans doute aussi noble et de la même famille que ceux dont je viens de parler, ayant vécu un peu plus tard, et s'étant fixé à Padoue, où il se livrait à l'étude de la physique, de l'histoire naturelle, et surtout de la chimie, ou, si vous voulez, de l'alchimie. Vous saurez qu'il passe pour avoir retrouvé le secret de ces lampes perpétuelles inextinguibles, dont une fut mise, par les ordres de Cicéron, dans le tombeau bien fermé de sa chère Tulliola, où elle fut trouvée, éclairant encore, dix-sept cents ans après, lorsque ce monument, situé sur la voie Appienne, cessa d'être respecté.

Et ne devriez-vous pas avoir lu la relation publiée sur une de ces lampes de la façon du même Olibrius, laquelle fut vue brûlant toujours, depuis sept ou huit siècles, dans un tombeau près de Padoue, vers l'an 920, et portant une inscription, dont je n'ai retenu que ce distique :

Namque elementa gravi clausit digesta laboro
Vase sub hoc modico maximus Olibrius.

Ai-je besoin de vous avertir que je ne crois guère à ces lampes merveilleuses dont on s'est efforcé d'expliquer la prétendue propriété par des phénomènes phosphoriques tout aussi incompréhensibles ?

Certes, vous n'auriez pas à rougir d'être un Olibrius comme cela. Eh bien ! monsieur du fauteuil, prenez que votre camarade vous trouve quelque ressemblance avec l'un de ces célèbres Olibrius, vous proclame l'héritier de leur nom et de leur illustration ; et, pour Dieu, abstenez-vous désormais de vous invectiver aussi cruellement et aussi indécemment ; sachez jouir paisiblement des dépouilles qui vous ont été prostituées ; n'imitez pas ces misérables qui, complices du même vol, se trahissent et se battent pour le partage, et empêchez que le public malin ne dise que vous ressemblez aux professeurs dont vous avez provoqué l'injuste et criante suppression, comme le singe ressemble à l'homme.

Après cette allocution, la paix se fit comme

on a coutume de faire la paix , et on la scella,
de part et d'autre , par un baiser aussi sincère
que celui qui fut jadis donné dans un jardin
de la Palestine.   P.

ACADÉMIE ROYALE DE MÉDECINE

DE PARIS.

INSTALLATION SOLENNELLE.

—

La section de chirurgie de l'Académie royale de médecine, illustre par la plupart des membres qui la composent, et les travaux qu'elle se propose de publier un jour, a tenu sa première séance publique le 13 janvier 1825, dans le nouveau local consacré à ses assemblées (1). On remarque, au-dessus du fauteuil du président, les bustes de LL. MM. Louis XVIII et Charles X. Dans deux coins de la salle, on aperçoit deux colonnes tronquées,

(1) C'est sans doute par inadvertance que l'Académie royale de médecine a fixé le lieu de ses séances rue de Poitiers. La rue de *Poitiers* était autrefois appelée rue de *Poitaudier*, dénomination dérivant de *Pétaudiers*, ainsi que l'on désignait les membres d'une confrérie connue sous le nom de *Pétaudière*, espèce d'assemblée gastronomique, où tout le monde parlait sans s'entendre. On voit qu'il serait facile de faire, sinon de justes, du moins de malins rapprochements.

qui sont, dit-on, destinées à supporter l'effigie de personnages chers à l'humanité : espérons que nous aurons la consolation d'y voir les bustes de Jenner et de l'honorable duc de La Rochefoucauld Liancourt, si par hasard on n'y place pas ceux de M. l'influent secrétaire perpétuel *Pariset*, et de son digne émule *Bousquet*.

On a établi une *soupente* que nous croyons destinée aux journalistes. Le sieur Bousquet, garçon et chef de bureau, y introduit MM. Dupau, Dumoulin, etc. M. Miquel est adjoint au contrôleur des billets. M. Pariset, remplissant, sans doute par *interim*, les fonctions de grand maître des cérémonies, s'agite pour disposer les places réservées à MM. les membres honoraires, titulaires et adjoints. Toujours plein de sollicitude pour l'établissement des mesures sanitaires, il s'informe si les moyens de ventilation n'ont pas été négligés ; il redoute particulièrement que l'odeur de la peinture, nouvellement employée, n'excite d'une manière fâcheuse la susceptibilité nerveuse de quelques assistants.

MM. Portal, président d'honneur, Vauquelin, président, le comte Lacépède, le chevalier Richerand, s'introduisent réciproquement et successivement. La séance est ouverte, et la parole est à M. le chevalier Richerand, pour la lecture d'un *Discours et fragment d'une histoire des progrès récents de la chirurgie.*

Avant d'entrer en matière, il se permet, dit-il, quelques réflexions contre les conspirations qui se fomentent dans le conseil d'administration : Je sais, ajoute-t-il, que je ne traiterai pas ce sujet sans déplaire à plusieurs membres de l'Académie ; mais j'aurai la force de dire la vérité, et, quoi qu'on fasse et qu'il arrive, je resterai impassible.

Passant à l'objet de son discours, il commence par établir la différence immense qu'il soutient exister entre la certitude des théories médicales et chirurgicales. Il trouve même l'occasion de faire sentir la presque inutilité des missions médicales relativement au traitement des maladies épidémiques, telles que la fièvre jaune, la peste, etc.

Pour ne pas attaquer directement le prince de la chirurgie française, on suppose que M. Richerand a choisi, pour en faire le portrait, l'histoire biographique d'un sieur de Pimprenelle, ancien chirurgien de Louis XIII, et qui s'est signalé par toutes sortes d'intrigues et de fourberies ; il invoque un nouveau Molière pour démasquer ce nouveau Tartufe, qui n'existe, nous aimons à le croire, que dans son imagination. M. Richerand a fait ensuite la critique de quelques innovations attribuées à M. le baron Dupuytren, et que M. Richerand regarde comme appartenant à plusieurs chirurgiens célèbres. Il attribue la haute illustration de la chirurgie en Angleterre à l'indépendance illimitée de la pensée et des écrits. Cet éloquent écrivain s'abstient de lire tout son discours, et termine en remerciant l'Académie de l'honneur qu'elle a bien voulu lui faire en lui conservant, pendant plusieurs années, le titre de secrétaire de la section de chirurgie, et se démet de cette charge, prétextant des occupations littéraires qui l'éloigneront pour quelque temps des séances de l'Académie, pour la célébrité de laquelle il fait des vœux ardents.

M. Demours, l'oculiste, a pris plaisir à parodier, sous prétexte de modifier l'opération à la mode (l'acupuncture), si vantée par MM. Béclard et J. Cloquet, et tour à tour critiquée et louée par un prudent et douceureux investigateur, le docteur Ségalas, dont les expériences physiologiques peuvent servir de modèle à nos solliciteurs du jour, qui frappent et se morfondent aux portes de l'Université et de l'Académie.

M. Demours n'avait pas ce jour-là son habit bleu de ciel du siècle dernier ; il était en costume français. Après avoir retroussé ses manches et fait sortir adroitement une espèce de tenaille d'une de ses larges poches, et, de l'autre, tiré un fil de fer qu'il a coupé en plusieurs morceaux et sans préparation, à la vue de tout le monde, il en a distribué à tous les amateurs, auxquels il a offert de démontrer ses tours après la séance. Tout cela n'a pas prouvé grand'chose contre l'acupuncture régénérée, mais on a beaucoup ri, et c'est ce qu'on ne doit pas faire quand il s'agit d'acupuncture, et surtout quand le principal acteur est sifflé, car, il faut l'avouer, on a sifflé l'orateur.

M. Ph. Roux a fait lecture d'un mémoire sur la *staphiloraphie* (suture du voile du palais), qui n'était pas à l'ordre du jour, car il n'était qu'instructif. Aussi a-t-il paru long.

M. Evrat s'est efforcé, mais en vain, de faire entendre un mémoire sur l'emploi de l'acide nitrique dans les hémorrhagies utérines après l'accouchement.

La presque totalité des auditeurs, *fame compulsi,* se sont retirés, en regrettant de ne pouvoir entendre M. le baron Larrey, ancien chirurgien et légataire de Napoléon, actuellement nouveau chirurgien consultant du roi, qui était en grand costume d'habit français, chapeau à ganse en acier, en un mot, selon toutes les étiquettes de la cour, et qui ne conservait rien, que sa chevelure, qui pût rappeler son caractère historique.

Pour l'observateur attentif, celui à qui rien n'échappe, les traits du visage de M. Portal, président, présentaient une mobilité étonnante à l'âge où est parvenu ce vénérable doyen des médecins. Sa physionomie s'épanouissait pendant les attaques et les sarcasmes de M. Richerand; elle revenait à son état naturel lorsque cet orateur touchait la corde des libertés publiques; il a souri avec plaisir au ridicule déversé sur l'acupuncture; et, toujours dans le silence, il a manifesté son admiration pour l'ingénieux procédé opératoire de M. Roux.

Il faut rendre hommage à M. le baron Portal pour sa patience et son exactitude à présider les séances académiques; s'il est de l'honneur d'un souverain de mourir debout, ce prince des médecins a mérité la gloire de finir ses jours dans un fauteuil.

NOUVELLE

FACULTÉ DE MÉDECINE

DE PARIS.

(An 1er de la régénération.)

Première séance solennelle. — Distribution de prix.

—

Lorsqu'on peut s'apprécier à sa juste valeur, et qu'on sait ne pas être digne de paraître en public, le mieux est de fermer les portes et de clore les fenêtres.

Mais les membres du jury de l'école pratique, quelques professeurs, des agrégés en exercice et stagiaires, se sont faufilés, le 9 décembre 1824, dans la salle de la bibliothèque de l'École de médecine, par l'escalier dérobé qui aboutit au cabinet d'anatomie, et se sont assemblés *entre chien et loup*, pour la distribution des prix.

La séance *publique* est ouverte, mais les

issues sont soigneusement gardées, et l'entrée
du sanctuaire interdite aux profanes. Ce n'est
qu'après quelques manœuvres jésuitiques habilement combinées que nous sommes admis
comme frères.

L'appariteur dit : *Silence, messieurs !.....*
Puis le deuxième assesseur se lève et prononce
ces paroles mémorables :

« MESSIEURS,

»Nous sommes en famille (mouvement de
surprise et d'indignation de la part de quelques
assistants); les temps sont changés, et pour
être moins brillants nous n'en serons que plus
sages. Jeunes élèves, consolez-vous; plus tard
ils viendront, le grand-maître, son chancelier
et les inspecteurs-généraux; purifiez-vous pour
mériter un tel honneur, et n'allez pas jusqu'à
regretter ces perfides discours dont le venin
subtil..... Mais je m'arrête..... Nous allons
vous faire connaître les noms des élèves admis au concours, et ceux qui ont été couronnés. »

M. le professeur Béclard, plein de ses anciens
souvenirs et triste du présent, a égayé les auditeurs en appelant successivement MM. Re-
quin, Roquet, Riquet, Rognolet, etc.

Les prix ont été remis , et chacun s'est retiré sans tambour ni trompette.

Ainsi s'est terminée la séance solennelle pour l'année 1824 ; elle a duré vingt-cinq minutes.

BÉNIGNE APOSTROPHE

D'UN PETIT MARÉCHAL-EXPERT A UN PROFESSEUR PARVENU.

—

Undè sic quæso nites ?... (Fab. Canis et lupi.)
C'est une chienne de question que je vous fais
là. Mais aussi à quelle chienne de vie me vois-je
condamné, en comparaison du brillant état où
vous vous êtes élevé du fond de l'École vétéri-
naire d'Alfort, qui ne devait faire de vous,
comme elle n'a fait de moi, votre contempo-
rain, votre compatriote et votre condisciple,
qu'un pauvre et obscur maréchal-expert. Je ne
suis pas envieux, mais je ne puis songer à vous
sans faire un pénible retour sur moi-même.
Nous fûmes assis à la même place, attachés à
la même forge ; et vous voilà au pinacle, dans
une autre carrière, tandis que dans celle de
l'hippiatrique, où j'ai eu le malheur de rester,
je végète et suis tout-à-fait ignoré. D'où vient
cette différence? et comment avez-vous fait?
Je savais bien que vous aviez laissé là la ma-

réchallerie pour la chirurgie ; mais ne pensant pas que vous puissiez être meilleur dans l'une que dans l'autre, j'étais loin de croire que ce changement dût un jour vous mener à la fortune et à la célébrité. Encore une fois, expliquez-moi cela ; votre oncle a bien pu vous procurer de l'emploi : mais du talent... eût-il été en son pouvoir de vous en communiquer ? Le cher homme ! il s'est traîné vaille que vaille pendant vingt-quatre ans, à la suite des armées, choisissant les états-majors où il pourrait trouver à dîner, et n'ayant jamais, dans ses campagnes, fait ni grand bruit, ni grande besogne, comme le disait un jour devant moi notre brave chirurgien-major, tout indigné qu'il était de ce que le susdit oncle venait, par l'effet d'une scandaleuse prévarication, d'être frauduleusement nommé à un poste qui ne devait, sous aucun rapport, lui être déféré, poste d'où, au contraire, l'excluait formellement une ordonnance toute récente, qu'on n'avait pas eu honte de violer publiquement au préjudice du savant et célèbre L..... et au profit d'un homme qui est à cent lieues au-dessous de lui pour les services et le talent, et que nous appelions, en Espagne, le père Latulipe, parceque, caché dans les caveaux du Retiro, il y trompait à la

fois sa frayeur et son ennui, avec cette innocente fleur et avec quelques oiseaux de proie
qu'il élevait : chacun a son goût, et il n'y a
pas de mal à ça. Mais enfin ce n'est pas cet
oncle qui vous a rendu érudit, disert et profond,
lui qui n'a pas même pu faire de son propre fils
(lequel n'est pas un fils propre, il s'en faut furieusement) le plus médiocre chirurgien, quoique
par une autre manœuvre non moins révoltante,
ce digne rejeton jouisse en chef d'une des meilleures places de la médecine militaire.

Eh! qui vous a donc donné tant de science,
tant de savoir, tant de connaissances? Comment êtes-vous devenu un si fameux professeur?
vous êtes, dit-on, original..... dans vos systèmes; ce n'est pas ce qui m'a surpris; feu Cha-
bert vous avait déjà qualifié ainsi de notre
temps. Mais on assure que vous raisonnez su-
périeurement; que vous parlez comme un
ange, et que votre style fleuri, votre style
comme il n'y en a point, doit vous mettre au
rang des premiers écrivains du temps.

Telles sont les louanges que n'a pas craint
de vous prodiguer un médecin-secrétaire qui
voulait complaire au cher oncle par cette
courtoisie peut-être obligée. C'est dommage
que vous ne sachiez pas un peu de latin, et

que vous n'ayez pas même compris mon épi-
graphe. Je voudrais pouvoir vous donner ce
que j'en ai appris, et dont je n'ai que faire dans
ma triste officine.

Au reste, le métier porte bonheur à ceux
qui le quittent pour se faire chirurgiens! L'une
des plus belles places de la chirurgie militaire
parisienne est occupée par le fils 'd'un maréchal qui a manié lui-même le marteau à frapper
devant, jusqu'à l'âge de dix-huit ans ; et chacun
sait qu'un de nos rois a eu , pour premier chirurgien, le fils et le frère d'un simple maréchal
de village , et l'ayant été aussi dans son adolescence, ce qui ne l'avait pas empêché de devenir un homme extrêmement recommandable,
et infiniment précieux pour son art.

Que sait-on? vous parviendrez peut-être à
votre tour à cette éminente dignité, qu'un
moine immoral a un peu ternie , mais à laquelle un grand nom et une colossale réputation vont rendre de l'éclat. *Euge ! Euge !*
(pardon, j'oubliais encore que vous étiez non
lettré). Courage ! courage ! vous êtes en bon
chemin ; c'est un beau titre que celui de premier démonstrateur dans un grand établissement public consacré à l'instruction, et vous
joignez à cela la qualité de docteur en méde-

cine, d'ancien chirurgien supérieur d'armée, etc., etc., etc. Ma foi, c'est beau, c'est très beau, surtout à votre âge, quoique, si je m'en souviens bien, vous aviez déjà, en 1792, ainsi que nous en plaisantions alors ensemble à Alfort, l'âge d'un baudet de réforme, c'est-à-dire environ vingt ans.

Avec quelles délices j'ai parcouru les comptes analytiques rendus dans le grand journal de médecine militaire, de votre cours à jamais mémorable de pathologie! Vous lisez, il est vrai : mais c'est quelque chose que de savoir lire ; et on est d'accord que vous ne vous êtes encore trompé que deux fois : la première, parceque vous aviez apporté un cahier pour un autre ; et la seconde, pour avoir tourné deux feuillets à la fois.

Des gens jaloux de vos prospérités publient malignement que vos cahiers ont été, par vous, copiés sur ceux que vous avait confiés le professeur D... dans l'espoir de vous voir épouser une de ses nombreuses filles; mais c'est une calomnie, le professeur D... n'a rien jamais écrit en chirurgie, et il y a des milliers de livres imprimés et peu connus, qu'il est bien plus facile de copier que des manuscrits, souvent illisibles.

Quoi qu'il en soit, jouissez paisiblement de vos succès et de votre fortune ; continuez de bien boire, de bien manger, de digérer comme une autruche, d'être gras et dodu, mais n'oubliez pas que vous eûtes pour compagnon de vos jeunes années et de vos études vétérinaires, un pauvre maréchal de régiment, qui n'a pu encore arriver qu'au grade de maréchal-des-logis, et à la solde de soixante-quinze centimes par jour ; et, ce qui vous importe bien davantage, cessez de vous disputer, en vrai cyclope, avec des hommes encore plus pesants, plus gras et plus matériels que vous ; n'insultez plus lâchement à leur chute, et songez que la vôtre ainsi que celle de votre oncle ne sont pas aussi éloignées que vous vous plaisez à le croire tous deux.

Adieu, mon cher Lafleur ; permettez-moi de vous appeler encore cette fois par votre ancien sobriquet d'apprenti maréchal.

P.

LE DOCTEUR

AUX BOLS LÉNITIFS (1).

—

C'est avec l'agrément et la permission
Des magistrats, que j'ai la satisfaction
De pouvoir saluer l'honnête compagnie.
Mesdames et messieurs, j'ai consacré ma vie
A trouver un moyen de guérir tous les maux :
J'ai cherché, pour cela, dans tous les végétaux,
Dans tous les minéraux, et même dans la classe
De tous les animaux ; et c'est sur cette place
Qu'enfin, messieurs, après avoir pu découvrir
Ce trésor de santé, je parais pour l'offrir
A ceux qui, parmi vous, accablés de souffrances,
Voudront bien essayer ses douces influences.
Ayez donc la bonté de m'entendre un instant :
C'est pour votre salut qu'ici je suis présent ;
Et cependant, messieurs, vous présumez peut-être
Que je suis de ces gens que vous voyez paraître
Sur ce lieu, tous les jours, se disant possesseurs
D'infaillibles secrets pour chasser les humeurs ;
Mais qui ne chassent rien, qui ne peuvent rien faire,
Ou qui brisent le corps par un effet contraire.
Ces vendeurs de poisons, la plupart sans honneur,
N'ont aucun titre ; et moi, messieurs, je suis docteur.

(1) Ce discours a été fait à l'occasion d'un médecin qui prostituait son titre en vendant des pilules pour toutes les maladies.

Vous voyez mon diplôme ; et c'est assez, je pense,
Pour obtenir de vous la juste confiance
Que mérite mon doux, mon bénin purgatif :
Ce remède anodin, ce parfait lénitif,
Qui, sans incommoder, purge avec abondance,
Sous la forme du bol offre son excellence.
Pour dépurer le sang, il passe les amers ;
Il est antidartreux ; il expulse les vers,
Excite l'appétit et dissipe la goutte :
Par lui dans la vessie une pierre est dissoute ;
Il est sudorifique, antirhumatismal ;
Il est bon incisif, bon anticatarrhal :
Nous ne possédons pas un meilleur hydragogue ;
C'est un bon fébrifuge, un bon emménagogue.
Êtes-vous travaillé par le mal de Vénus ;
Avez-vous le cancer, la fistule à l'anus,
Ou des affections de toute autre nature :
Mes bols, en un instant, en opèrent la cure.
Vous serez si surpris de leur prompte action,
Et du bien que produit leur opération,
Que vous confesserez que tout ce qu'on possède
En bons médicaments, ne vaut pas mon remède.
Non, certainement, non ; mes bols ont tout pour eux ;
Et je puis avancer qu'ils sont miraculeux :
Ils n'ont rien de nuisible ; ils sont bons à chaque âge ;
Un enfant, à six mois, peut même en faire usage.
Je donne un bol alors, deux de cinq à six ans,
Quatre aux adultes, huit aux forts tempéraments ;
Et tous sont bien purgés, tous guérissent. Sans doute,
Vous voulez maintenant savoir ce qu'il en coûte
Pour jouir des bienfaits de mon médicament :
S'il se payait son prix, personne, assurément,
Ne pourrait l'acheter, tant il est impayable !
Mais je veux qu'un remède aussi recommandable
Soit le secours du pauvre et de l'homme opulent ;
Aussi, pour se priver de mon médicament,

Il faudrait n'avoir pas à soi la moindre chose,
Puisque aujourd'hui j'en vends pour vingt sous une dose :
Oui, messieurs, pour vingt sous. Faites-vous donc servir:
En un jour seulement vous pourrez vous guérir,
Et, notez, sans docteur et sans apothicaire.
Demandez, et sur l'heure on va vous satisfaire.
Songez que pour un franc.... Qui m'appelle par là ?
Un paquet à madame, à monsieur ; le voilà.
Encore pour un autre. Avec mon spécifique
Vous avez un papier, de plus, qui vous explique
Comment on se prépare à ce doux purgatif,]
Et comment on le prend. Voici mon lénitif!
Vingt sous, messieurs, parlez. Si quelqu'un en désire,
Qu'il se présente avant que je ne me retire.

MÉDECINES DE PRÉCAUTION.

Quelques personnes ont la singulière habitude de prendre régulièrement tous les trois mois un purgatif; d'autres ne se ménagent ce petit agrément qu'à l'époque du printemps. Le charlatan qu'elles consultent alors, et qui veut se rendre nécessaire, ne manque point d'applaudir à la fantaisie du malade, ou plutôt de celui qui se croit tel; et, contre toute espèce d'indication, une médecine est prescrite et avalée. Pour la composer, on a soin de choisir le plus souvent une drogue très active, laquelle produit infailliblement son effet, et cet effet étant quelquefois excessif, la drogue ayant provoqué d'abondantes évacuations sanguinolentes, le charlatan triomphe, et fait remarquer la vertu de son remède au crédule patient, qui en conçoit une douce sécurité. Il se croit à la fois purgé et saigné : double raison pour ne plus rien craindre à l'avenir. Il va plus loin : il veut fortifier le bienfait d'une première purgation par une seconde. La vérité, cependant, est que ces *remèdes de précaution* contre des maladies imaginaires sont précisément ce qu'il y a de plus propre à en produire de réelles. Au lieu d'un mal futur, on s'est donné un mal présent ; et comme un violent purgatif est plus dangereux pour ceux qui se portent bien que pour ceux qui sont indisposés, comme le charlatan ne se met pas en peine de distinguer entre les uns et les autres, et qu'il les purge tous indifféremment, il en résulte qu'à côté de deux ou trois personnes qui ne ressentiront rien d'une pareille équipée, un très grand nombre d'autres en conserveront les impressions les plus durables et les plus fâcheuses. Nous avons connu des hommes qui, après un purgatif pris mal à propos, avaient complètement perdu leurs forces, et ne se sont rétablis que long-temps après ; d'autres à qui l'action du remède avait laissé des douleurs très vives au creux de l'estomac et dans les entrailles, des anxiétés habituelles, des défaillances, des lassitudes, du dégoût pour les aliments, des vomissements ou des diarrhées, etc. ; ils avaient le teint hâve, la peau sèche, les traits altérés, le corps amaigri. Pour comble d'infortune, le mal qu'avait produit un purgatif, on voulait le guérir par d'autres purgatifs, et le déplorable état de ces malheureux empirait sans ressources. D'autres, enfin, sont tombés, par la même cause, dans les maladies les plus graves et les plus opiniâtres. Voilà quels ont été fort souvent les effets d'une *médecine de précaution.*

Une maxime qu'il ne faut jamais se lasser de rappeler, c'est qu'il ne faut jamais purger un corps vigoureux, sain, bien coloré ; le purger, c'est l'empoisonner. S'il a quelque légère indisposition, voyez s'il ne s'est pas trop nourri, ou s'il n'est pas excédé de travail. Dans le premier cas, diminuez sa nourriture, et attendez que l'équilibre se rétablisse. « Comment le savoir ? — Par la bonté du teint, l'éclat des yeux, le retour de l'appétit. » Dans le second cas, prescrivez le repos, ou augmentez un peu la nourriture, et attendez encore ; prenez pour règle certaine que purger un homme exténué par la fatigue, ou par de mauvais aliments, c'est aggraver sa situation, c'est concourir à le tuer.

Mais quoi ! faut-il donc proscrire absolument la purgation ? Non, sans doute ; mais il importe extrêmement de distinguer les cas qui l'exigent, de ceux qui la rejettent, et cette distinction n'est pas toujours facile à faire. Aussi quand l'idée vous vient de vous purger, pour savoir si c'est le caprice ou la nécessité qui vous sollicite, consultez un bon médecin ; s'il est habile, il reconnaîtra l'état où vous êtes, et ne le confondra point avec celui où vous n'êtes pas ; s'il est désintéressé, il se gardera bien de passer par-dessus les convenances pour flatter vos visions et vous purger à contre-temps.

Voici une anecdote rapportée assez plaisamment dans l'*Écho du Nord*, et qui pourra encore servir à faire connaître le danger des médecines de précaution : « Une cure a été *authentiquement opérée par le vomi-purgatif Leroy*. Le 23 juillet 1824, à deux heures et demie du matin, Augustin-Ignace-Joseph Béhagle, ancien contre-maître de la marine royale, à Dunkerque, prend trois petites cuillerées du remède Leroy : *presto, subito*, les cataractes s'ouvrent, dix-sept évacuations s'ensuivent ; le 24, à dix heures et demie du soir, Béhagle est guéri radicalement. Veuillez lui accorder un *de profundis*. »

SOUPES EXTEMPORANÉES,

DITES A LA MINUTE, OU TÔT-FAITES.

—

En 1754, le sieur Bouëb, chirurgien-major du régiment de Salis, suisse, proposa au gouvernement une poudre ou farine, au moyen de laquelle un soldat, sans surcharger son sac, pouvait vivre, en se portant bien, soit dans une marche forcée, soit dans une expédition de long cours. La France était alors en paix avec ses voisins, et on ne pensait plus à la guerre. Ainsi on ne donna qu'une médiocre attention à la farine alimentaire dont on croyait n'avoir pas besoin de si tôt. Cependant il en fut fait par ordre du ministre, à l'hôtel royal des Invalides, plusieurs essais qui réussirent très bien. Des jeunes gens gardés à vue ne vécurent que de cette farine, à raison de six onces par jour, durant quelques semaines, après lesquelles on reconnut qu'ils n'avaient rien perdu de leurs forces, ni de leur agilité; mais malgré un tel résultat, malgré d'autres preuves non moins convaincantes de la bonté et de l'utilité du nouveau mode d'alimentation, rien ne fut décidé, et on ne songea pas même à se procurer le secret du docteur Bouëb, qui n'eût pas mieux demandé que d'en faire hommage à l'état. Morand crut reconnaître dans la farine en question, du maïs légèrement torréfié, moulu fin et mêlé d'un peu de sel; en quoi Duchesne et Macquer furent de son avis. La manière d'en faire usage consistait à délayer la farine dans une quantité d'eau telle qu'elle acquît la consistance de la polenta et qu'elle pût, comme elle, être soumise à une certaine mastication.

Quinze ans plus tard, un officier grison, au service de France, offrit au ministre de la guerre la recette d'une soupe qu'il appelait *Tôt-faite*, ou *à la minute*, laquelle pouvait, en campagne, dans les voyages de mer, etc., être d'une grande ressource pour la nourriture de la troupe, des marins et des gens de guerre en général. Cette soupe eut le sort de la farine nutritive. On eut l'air de l'accueillir, on en fit même préparer un échantillon qu'on ne trouva pas mauvais, et bientôt on n'en parla plus. L'auteur, long-temps après, revint à la charge; c'était en 1803. Le gouvernement de cette époque décida que l'officier serait admis à préparer sa soupe à l'hôtel des Invalides, où se rendraient les membres du conseil de santé, pour assister à cette manipulation, pour la déguster et en rendre compte au ministre de la guerre. MM. Coste, Parmentier et Biron (tous morts depuis) remplirent leur mission avec toute la ponctualité et la dignité qu'on devait attendre d'eux. En moins d'un demi-quart d'heure la soupe fut prête, et on en remplit trois de ces soupières d'étain qui font la ration de douze invalides. Il faut dire qu'on n'attendit point après l'eau bouillante, ni après le pain coupé. Les commissaires prirent chacun une cuillerée de cette soupe, qui sentait bon et qui leur parut savoureuse et agréable. Dois-je ajouter qu'au moment où on enlevait les trois soupières, il survint un médecin appelé Roussille de Champseru, qui les fit rapporter, et ne lâcha prise qu'après les avoir vidées, ce qui fit un assez mauvais effet, non pour son estomac, qu'il avait vaste et robuste, mais pour son habit de médecin d'armée dont il s'était affublé pour faire ce cynique repas?

Cette épreuve si solennelle, si authentique, valut à peine une modique gratification au bon vieillard helvétique qui, voyant qu'on ne lui faisait pas même l'honneur, dans les bureaux, de se montrer curieux de sa recette, la communiqua à quiconque lui témoignait un peu d'intérêt, et lui faisait une honnêteté. C'est ainsi qu'un de mes parents en eut connaissance, et je ne puis dire combien elle nous a rendu service pendant les campagnes de guerre que nous avons faites ensemble depuis 1792 jusqu'en 1815 inclusivement. Voici sa composition :

On met dans une grande casserole de cuivre étamée, ou simplement dans une marmite de fer, six livres de beurre: on y fait frire une forte poignée d'ognons coupés menu, et plein la main d'aulx hachés de même. On remue sans cesse avec une cuillère de bois, en y ajoutant peu à peu autant de bonne farine de blé que le beurre pourra en absorber. (Pour y en incorporer davantage, on pourra verser environ une livre d'huile d'olives ou d'œillettes). On met du sel et du poivre en poudre en suffisante quantité, mais plutôt plus que moins. On continue de remuer aussi long-temps que possible ce *magma*, ou mélange, qu'on laisse bien refroidir, et qu'on enferme ensuite ou dans un pot convenable, ou dans une boîte de fer-blanc à couvercle. Avec la masse résultant de la préparation ci-dessus, on peut faire jusqu'à quarante-cinq soupes qu'on mange avec plaisir, et qui, j'aime à m'en souvenir, firent notre bonheur et notre salut pendant les cinquante-deux jours de tranchée ouverte au premier siége de Dantzick, lorsque chacun souffrait de la rareté et de l'excessive cherté des vivres. C'était presque toujours moi qui faisais la provision, et qui la mettais en œuvre. Pour faire la soupe, je prenais gros comme un œuf de notre masse alimentaire ; je la délayais dans de l'eau qu'on faisait bouillir au feu du premier bivouac, ou que nous allumions nous-mêmes ; pendant cette opération on coupait le pain, et quand la gamelle en était remplie, je versais mon *dilutum* par-dessus : je couvrais bien, et, en quelques minutes, cinq mangeurs, dont l'odeur d'ail et d'ognons excitait de plus en plus l'appétit, avaient fait un bon repas, pour un repas de guerre. Plus d'une fois, en Espagne, nous avons vécu de cette ressource, lorsque nos camarades tombaient de langueur et d'inanition.

Les Espagnols, au milieu des champs, font une soupe presque aussi expéditive que la nôtre, et qu'ils aiment beaucoup. Ils emportent avec eux une grande terrine qu'ils emplissent de pain, coupé en feuillets minces. Ils saupoudrent ce pain de sel et de piment ; ils le couvrent d'une couche de ces énormes pois qu'ils appellent *carbenssos*, et qu'ils apportent tout cuits de chez eux ; ils arrosent le tout de leur huile rance, qu'ils préfèrent à la plus douce qu'on puisse leur offrir, et ils finissent par l'eau bouillante, dont ils inondent le vase, lequel étant bien bouché et couvert, fait que tout y trempe facilement et se gonfle parfaitement, ce qui plaît beaucoup aux quinze ou vingt ouvriers, qui, tout en disant le *benedicite*, ont en l'air leur cuillère de buis toute prête à engloutir leur volumineux potage.   P.

SUR LA SAIGNÉE.

—

M. Gay, dans un article inséré dans un jour- nal, débute ainsi : « J'ai publié en 1808 un » traité *contre* la saignée, dans lequel *je démontre* » qu'elle est pernicieuse dans toutes les mala- » dies. » Si cette manière tranchante de se pro- noncer avait pu en imposer à quelques indivi- dus, il serait déjà difficile de calculer les ré- sultats funestes d'une telle proposition. Quoi ! la saignée a été employée jusqu'à ce jour par des médecins dont la réputation devait offrir une garantie de leur mérite et de leur expé- rience ; l'origine de cette opération remonte à la plus haute antiquité ; la saignée est en usage chez tous les peuples, même les plus sauvages ; quelques animaux se roulent ou se frottent sur des épines pour obtenir à certaines époques des évacuations sanguines, et la saignée est pernicieuse dans toutes les circonstances ! Dans quel aveuglement était-on jusqu'au moment où M. Gay a daigné éclairer le monde !.... Mais, hélas! qu'arrive-t-il alors : la vérité qu'il ne craint pas de faire briller est *persécutée ;* et de quelle manière encore, par le dedain! Point de bruit, point de dispute, *ma doctrine est oubliée,* dit M. Gay.

Après seize années de silence, M. Gay trouve, avec l'occasion, qu'il est encore temps d'appeler du mépris avec lequel son système a été accueilli. « Selon moi, *le sang est la vie,* et je »ne fais que répéter, ajoute-t-il, les expres- »sions du texte sacré : *Anima enim omnis carnis* »*in sanguine est.* » Où M. Gay va-t-il chercher ses autorités ? quelle profanation des livres saints! car ce passage du Lévitique ne peut être interprété dans le sens que M. Gay lui donne ; si on pouvait le considérer comme résolvant une question d'anatomie physiologique, il renfermerait une hérésie. M. Gay aurait-il compté sur la faiblesse de l'intelligence de ses lecteurs?

« *Le sang est la vie.* » Qu'est-ce que cela veut dire? Si le sang est la vie, la vie est le sang. Cette définition a peu coûté à M. Gay; il a tranché le nœud gordien.

Mais, comme s'il n'était pas très sûr de ce qu'il avance, M. Gay ajoute : « De l'aveu de »tout le monde, le sang est *au moins un des* »*principes de la vie ;* donc la saignée attaque

»un des principes de la vie. » C'est comme si l'on disait : L'oxygène est l'air vital, sans oxygène point de respiration ; l'asphyxie doit arriver ; donc la soustraction d'une partie de l'oxygène de l'air attaque l'un des principes de la vie. Nous ne supposons pas que notre raisonneur aurait dit préalablement : L'oxygène est la vie.

L'on sait que si on ne peut vivre dans une atmosphère privée d'oxygène, les hommes et les animaux succombent bientôt aussi si cette atmosphère est formée d'oxygène pur, ou seulement en trop grande proportion. De même, si on ne peut vivre sans que les vaisseaux contiennent du sang pour alimenter les organes, les accidents les plus terribles, la mort même, menacent tous les êtres vivants dont le sang est trop *animalisé*, ou en surabondance.

Il serait trop long et tout-à-fait inutile de réfuter de point en point toutes les assertions erronées du docteur Gay ; leur multiplicité justifie le silence que l'on a gardé à son égard, et dont il se plaint. Bornons-nous à faire connaître en général les avantages de la saignée.

Hippocrate et ses disciples pratiquaient la saignée. Les évacuations sanguines ont été préconisées dans un grand nombre de maladies par les médecins de tous les siècles et de tous les pays. Celse et Galien furent encore de zélés partisans de la saignée. Ce ne serait pas ici le cas de dire, Hippocrate dit oui, Galien dit non ; et cette unanimité de sentiments est une sanction favorable pour l'emploi de la saignée. Les successeurs de Galien embrassèrent ses opinions sur la saignée. Les écoles de médecine de Paris et de Montpellier, malgré la divergence de quelques uns de leurs principes, adoptèrent l'usage de la saignée. Dans ces derniers temps M. Bosquillon, dont la réputation était si élevée et la pratique si heureuse, employait la saignée dans la plupart des maladies. Maintenant, grâce à la nouvelle doctrine physiologique, nous savons qu'un grand nombre de maladies ont pour cause des inflammations, malgré les symptômes trompeurs qui se manifestent, et que les évacuations sanguines sont suivies d'un effet aussi prompt que salutaire. Voilà une réponse à ce que M. Gay appelle *la sanguinaire manie qui s'est emparée de quelques membres de la faculté.*

M. Gay reste donc seul de son opinion ; c'est probablement le seul avantage qu'il en obtiendra jamais.

Si la saignée attaque le principe de la vie,

comment expliquer cette vérité reconnue que
les saignées de précaution augmentent l'embonpoint? C'est que (et M. Gay ne le savait
sans doute pas en 1808, mais il ne peut l'ignorer à présent), c'est que, d'après les expériences
de M. Magendie, l'absorption devient plus facile après la saignée et la nutrition plus abon-
dante. Dans ce cas, au lieu d'attaquer le principe de la vie, la saignée l'augmente.

La saignée est employée comme moyen *pré-
servatif* de maladies, et il serait difficile d'en
nier l'efficacité, pour prévenir les hémorrhagies
et les coups de sang, chez les personnes plé-
thoriques dont le visage est ordinairement coloré, qui ont le col court, et surtout chez les
femmes à l'époque de leur temps critique.

L'emploi de la saignée est considéré comme
palliatif dans certaines affections qu'on ne peut
détruire, et dont la mort est le résultat inévi-
table; tels sont les anévrysmes et quelques autres affections organiques. On cite une femme
qui ne dut la prolongation de son existence qu'à
la saignée pratiquée treize cent neuf fois dans
l'espace de dix-sept ans.

La saignée est *curative* dans les crachements
de sang, les apoplexies et quelques autres con-
gestions sanguines, et particulièrement dans

les inflammations de poitrine, du ventre ou du cerveau.

La saignée est seulement *utile* dans beaucoup de maladies; son indication varie alors suivant les circonstances.

Il serait trop long de faire connaître tous les cas où la saignée est avantageuse; mais comme ce n'est point une panacée non plus, il faudrait indiquer aussi ceux dans lesquels elle serait nuisible; certes ils seraient nombreux. Mais rejeter cette ressource thérapeutique est une innovation qui n'a d'autre mérite que celui de l'opposition : c'est peut-être un moyen de se faire un nom, mais je doute que ce soit jamais celui de guérir ses malades.

MALADIES

PRODUITES PAR LE PLOMB.

COLIQUE MÉTALLIQUE , SATURNINE , DES PEINTRES.

La plus noble émulation règne parmi les médecins français. Il s'écoule peu de temps sans que nous ayons le bonheur d'avoir à faire connaître quelques unes de leurs découvertes.

Parmi celles qui , cette année (1825), ont été publiées dans les journaux consacrés à la médecine, et qui , en même temps , ont été soumises au jugement de l'Institut, il en est une qui , par l'importance de ses résultats , se recommande aux suffrages des savants et à la reconnaissance d'une classe nombreuse et intéressante de la société.

Nous voulons parler de la nouvelle méthode de traitement qu'a découverte et qu'emploie , contre les maladies produites par le plomb , M. Ranque , médecin en chef de l'Hôtel-Dieu d'Orléans , membre correspondant de l'Académie royale de médecine de Paris.

Cette méthode est bien développée dans un mémoire que nous avons sous les yeux , et qui a fixé , d'une manière particulière , l'attention du premier corps savant de la France.

On y trouve un tableau effrayant des souffrances qu'éprouvent le plus grand nombre , non seulement des personnes qui se consacrent à la fabrication des diverses préparations qu'on fait subir au plomb pour les nombreux besoins de la société , mais même de celles qui ne sont occupées qu'à les mettre en usage.

Après ce tableau , dessiné d'après nature , se présente une énumération rapide des innombrables traitements que l'art a successivement essayés contre les funestes effets de ce dangereux métal.

L'auteur termine cette revue pleine d'intérêt et d'érudition par cette assertion dont personne ne peut contester la justesse , et qui est une induction rigoureuse d'un aussi grand nombre d'essais : c'est qu'au moment où il écrit, la science ne possède pas un traitement complètement satisfaisant des maladies produites par le plomb , puisqu'il n'en est aucun qui réunisse l'unanimité des suffrages.

S'il reconnaît, avec les personnes sages et
impartiales, les succès nombreux qu'on doit à
la méthode de traitement employée depuis
près d'un siècle à l'hôpital de la Charité, il
n'en démontre pas moins, dans une discussion
pleine de force et de modération, combien a
dû être et combien a été souvent funeste cette
méthode qui ne se compose que d'émétiques
et de purgatifs héroïques, c'est-à-dire violents,
lorsqu'elle a été appliquée à des sujets irritables
et déjà atteints de phlegmasies plus ou moins
anciennes.

Ami de la vérité, il fait sentir les progrès
qu'on a faits vers une meilleure thérapeutique,
en adoptant les saignées locales, les antiphlo-
gistiques, et surtout en proscrivant toute substance capable d'irriter les viscères, telles que
les émétiques et les purgatifs.

Tout en louant cette méthode, et en la pré-
férant à la première, M. Ranque prouve, par
des faits nombreux qui lui sont personnels,
qu'elle ne doit pas être employée exclusivement;
qu'il est un certain nombre d'affections produites par le plomb, ou plutôt une certaine
période de ces affections, qui la réclament impérieusement; que ne pas la mettre en usage
dans ces cas, c'est repousser ce qui est utile;

mais qu'il en est un plus grand nombre où elle se montre lente dans ses résultats , et souvent insuffisante; que ne pas reconnaître ces nombreuses exceptions à son efficacité, c'est fermer les yeux à l'évidence.

L'auteur tire de ces démonstrations tout l'avantage qu'il peut en tirer; il en conclut, et tout le monde se sent disposé à reconnaître avec lui, que si la raison fait un devoir aux médecins d'appliquer aux affections saturnines, vraiment inflammatoires, le régime antiphlogistique qui seul peut leur convenir, elle ne leur commande pas moins impérieusement de chercher, pour celles qui ne sont pas inflammatoires, un traitement plus rationel et plus efficace que ceux qui leur sont consacrés.

Pénétré de l'importance de ces recherches, et profitant d'un heureux concours de circonstances qui le mettent à même d'observer ces maladies sous toutes les formes , à tous les degrés d'intensité et dans toutes les périodes, M. Ranque se livre à des essais; les résultats en sont satisfaisants, et ce qui manquait à la science, ce que réclamait depuis long-temps l'humanité, M. Ranque a eu le bonheur de le trouver.

Ce bonheur, il le doit à cette pensée, que les

maladies produites par le plomb ne deviennent inflammatoires qu'après avoir été plus ou
moins long-temps nervales.

Qu'en les faisant cesser lorsqu'elles ne sont
encore que nervales, on les empêche de devenir inflammatoires.

Qu'en les empêchant de devenir inflammatoires, on leur enlève toute possibilité de faire
aucune victime, puisqu'on ne voit succomber
dans les maladies saturnines que ceux qui ont
été atteints de phlegmasies, soit par l'influence
du métal, soit par celle du traitement; pensée
qui n'a été émise par personne avant le docteur
Ranque, et qui mérite au plus haut degré de
fixer l'attention des praticiens : car elle n'est
pas seulement applicable aux maladies saturnines, mais au plus grand nombre des affections
qui affligent l'humanité; du moins telle est la
conviction actuelle de cet observateur.

La justesse de cette pensée à l'égard des maladies qui proviennent du plomb nous semble
démontrée par les résultats que présente jour-
nellement la nouvelle méthode de traitement
du docteur Ranque.

Ces résultats sont plus nombreux qu'il ne
faut pour forcer la conviction; ils sont authen-
tiques, ils nous sont certifiés non seulement

par la rumeur publique, mais par une personne
la mieux en position pour former notre opinion
et celle de nos lecteurs , un des propriétaires
des belles fabriques de céruse établies à Orléans.

Voici du moins la note qu'il nous prie d'insérer :

« Dans l'intérêt de l'humanité , je crois de-
» voir rendre un compte exact des heureux
» effets du traitement employé par M. le docteur
» Ranque dans la maladie connue sous le nom
» de colique des peintres.

» Médecin , et un des propriétaires des fa-
» briques de céruse d'Orléans , j'ai été plus que
» tout autre à même de pouvoir en apprécier
» les résultats.

» Depuis quatre ans que ces fabriques sont
» en activité, nos malades ont été traités dans
» le principe par les vomitifs et les purgatifs ,
» ensuite par la méthode antiphlogistique,
» enfin , actuellement ils le sont tous et veu-
» lent tous l'être par la méthode de M. Ran-
» que ; les autres traitements sont tout-à-fait
» abandonnés.

» Cette méthode n'exige ni purgatifs , ni vo-
» mitifs , ni sangsues ; elle n'emploie que de
» puissants sédatifs à l'extérieur et en lavement ;

»elle guérit ordinairement en quatre à cinq
»jours, et ne laisse après elle aucun vestige de
»la maladie, quelque violente qu'elle ait été,
»quoique accompagnée d'épilepsie, de para-
»lysie des membres, et de cécité.

» Elle l'emporte sur toutes les méthodes em-
»ployées, parcequ'elle ne se compose que de
»moyens incapables de nuire ou d'affaiblir ;
»elle l'emporte par la rapidité de la guérison
»et la facilité de son application ; elle l'emporte
»enfin parceque le malade jouit tout de suite
»d'une santé parfaite, et peut reprendre ses oc-
»cupations huit jours après l'invasion de la
»maladie, avantage dont on sentira facile-
»ment la haute importance.

» MATTHIEU. »

Orléans, 14 août 1825.

Félicitons-nous d'une découverte qui, en
agrandissant la science, sert l'humanité et l'industrie, en annulant, pour ainsi dire, le danger attaché à l'exercice d'innombrables pro-
fessions.

Empressons-nous de la soumettre dans nos
établissements publics au grand juge de toute
innovation, à l'expérience.

L'auteur réclame de tous ses vœux cette fa-

veur, afin, dit-il, que l'approbation des praticiens, si sa méthode de traitement a le bonheur
de l'obtenir, lui donne, dans la thérapeutique,
le rang qu'elle devra à son utilité, ou qu'elle
en disparaisse à jamais si les essais qui seront
faits n'en démontrent pas les avantages ou la
supériorité.

Telles sont les pensées que nous a suggérées
la lecture du mémoire de M. Ranque, en ce
qui concerne les maladies produites par le
plomb.

Si nous en croyons cet estimable médecin,
nous aurions bien d'autres félicitations à nous
faire, car, d'après les faits que lui a fournis sa
clinique, et qu'il relate dans son mémoire
adressé à l'Institut, la méthode de traitement
qu'il vient de découvrir ne bornerait pas son
heureuse influence aux effets du plomb : elle
s'étendrait,

A toutes les coliques qui ne sont point ac-
compagnées de fièvres ;

Au cholera morbus, même le plus intense ;

Au plus grand nombre des affections céré-
brales qui se développent si souvent chez les
femmes nouvellement accouchées, et qui si
fréquemment entraînent la perte de leur raison
pour le reste de leurs jours ;

A l'épilepsie,

Au tétanos,

A la catalepsie,

Lorsque ces affections ont leur siége sur le système nerveux abdominal, ce qui, suivant M. Ranque, ayant lieu dans le plus grand nombre des cas, doit faire considérer ces maladies, si différentes par la forme, comme constituant une seule et même famille, puisqu'à l'exemple de toutes les affections intermittentes, qui, bien que diverses par les symptômes, cèdent toutes au quina, « elles ont toutes cédé à l'action d'un même traitement. »

Si l'expérience confirme, comme tout nous le fait présumer, les heureux résultats obtenus à l'Hôtel-Dieu d'Orléans, l'application aux diverses maladies que nous venons de citer d'une méthode de traitement qui ne paraissait convenir qu'aux affections provenant du plomb aura été une des plus heureuses pensées dont M. Ranque puisse se glorifier, et formera une époque intéressante de l'histoire des progrès de la science médicale.

Méthode de traitement du docteur Ranque.

Si les maladies produites par le plomb n'affectaient, pendant leur durée, qu'un seul appareil de l'économie, si cette affection était constamment de la même nature, elle n'exigerait qu'une seule thérapeutique.

Mais il n'en est pas ainsi, d'après les observations nombreuses qu'a faites sur ces maladies le docteur Ranque.

Suivant ce praticien, ainsi que nous l'avons fait connaître plus haut, l'appareil nerval gastro-ganglionnaire est le premier affecté par les émanations saturnines; aux affections de cet appareil se joignent bientôt les troubles du système nerveux cérébro-spinal. Tant que les influences délétères du plomb se bornent à ces deux appareils, elles ne déterminent que des névropathies, alors elles cèdent promptement à une médication antinévropathique.

Si , au moment où un sujet est atteint par le plomb, il se trouve dans quelques uns de ses viscères une de ces phlegmasies chroniques à phénomènes obscurs, alors il y aura simultanément névropathie et phlegmasie. Dans ce cas seulement il faut faire marcher de front la médication antinévropathique et celle que réclame la phlegmasie.

Si la névropathie produite par le plomb, soit qu'elle ait été trop long-temps abandonnée à elle-même, soit qu'elle ait été aggravée par un traitement contraire, a déterminé, dans certaines portions du système capillaire sanguin, des désordres qu'on appelle phlegmasies; dans ce cas la médication antiphlegmasique est la seule rationelle, la seule qui puisse et doive être mise en usage.

La médication antiphlegmasique consacrée par l'usage ne peut remplacer la médication antinévropathique.

Telles sont les propositions que le docteur Ranque regarde comme incontestables; telle est la doctrine qu'il professe relativement au siége et au traitement des affections saturnines.

Il faut donc, pour appliquer à chacun des états sous lesquels se présentent ces maladies le traitement qui convient, savoir reconnaître les affections qui sont bornées à l'appareil nerval, et celles qui se sont étendues au système vasculaire sanguin.

Voici les caractères qu'assigne le docteur Ranque à chacune, et d'après lesquels on peut obtenir un diagnostic positif.

Dans les affections saturnines bornées à l'appareil nerval, vous n'observerez qu'une très faible accélération du pouls, qu'une soif très médiocre. La langue reste humide, nette

et rosée ; le ventre est peu sensible au toucher.

A quelque degré d'intensité que soient por-
tés les désordres de la sensibilité, soit dans les
intestins, l'estomac, soit dans les membres ;
quelque profondes que soient les altérations du
système musculaire, quelque étendu que puisse
être l'affaiblissement des organes des sens, ces
phénomènes, *quand ils ne sont accompagnés ni
de pyrexie, ni de soif, ni de sécheresse de la
langue*, n'indiquent et ne peuvent indiquer
que la lésion plus ou moins grave du système
nerveux, *et repoussent toute pensée de phlegmasie.*

Les affections saturnines vraiment inflammatoires, c'est-à-dire ayant leur siége sur une
portion du système capillaire sanguin, offrent
au contraire constamment, et indépendam-
ment des désordres nerveux plus haut mentionnés, une forte accélération du pouls, la
peau chaude, sèche, le ventre très sensible
au plus léger contact, la langue rouge, sèche,
vernissée, contractée, une grande soif, le délire. Il suffit au praticien exercé d'un certain
nombre de ces symptômes pour reconnaître
une phlegmasie.

Une fois le diagnostic établi, on ne peut

être incertain sur le choix du traitement à appliquer.

Mais quelle sera la médication antiphlegmasique, et de quoi se composera la médication
antinévropathique ?

La médication antiphlegmasique qu'a adoptée le docteur Ranque est en tout point semblable à celle qui est consacrée par l'unanimité
des praticiens ; elle se compose de saignées locales très abondantes, de révulsifs et de boissons mucilagineuses.

La médication qu'il oppose aux névropathies
est tout-à-fait propre à ce médecin ; c'est en
thérapeutique une innovation qui semble devoir être heureuse. En voici l'exposé :

Méthode antinévropathique.

Faites prendre un bain à la température ordinaire, afin de rendre la peau plus impressionnable aux liniments et aux épithèmes que
vous allez ordonner.

Au sortir du bain, faites couvrir le ventre
de l'épithème préparé de la manière suivante :

	Diachylum gommé..........................	℥ j ß.
Masse de	Emplâtre de ciguë........................	℥ j ß.
	Thériaque...............................	ß ℥.
Camphre..		℥ j.
Fleurs de soufre...................................		ß ℥.

Faites liquéfier la masse emplastique suffisamment pour obtenir du tout un mélange convenable.

Étendez sur une toile ou sur une peau qui ait la grandeur du ventre. Saupoudrez, avant l'application, la surface de l'épithème avec les poudres suivantes :

Camphre   } aa............... ʒ j.
Tartre antimonié de potasse }
Fleurs de soufre................................ ß ℥.

Couvrez les lombes, à partir de l'avant-dernière vertèbre dorsale jusqu'au sacrum, du même épithème; ne le saupoudrez qu'avec le camphre, environ deux gros.

Passez autour du corps une serviette qui tienne en place les épithèmes.

Faites ensuite frictionner l'intérieur des cuisses et les membres douloureux avec le liniment suivant :

Eau distillée de laurier-cerise.................... ʒ ij.
Éther sulfurique................................. ℥ j.
Extrait de belladone............................. Ɔ ij.

Moitié de cette dose doit être consommée dans les vingt-quatre heures.

S'il y a constipation, faites donner dans un lavement :

Teinture éthérée de poudre de feuilles de belladone.. gtes. 3o
Huile d'olive.................................... ℥ iv

Mettez votre malade à la diète la plus sévère, interdisez-lui toute espèce de bouillon gras; ne lui permettez, pour boisson, qu'une eau d'orge laiteuse, de l'eau gommée, du petit-lait émulsionné, ou telle autre boisson adoucissante.

Voilà tout ce qu'il y a à faire le premier jour du traitement.

Méthode antinévropathique. — Deuxième jour.

Ordinairement, dès le lendemain, il y a déjà de la diminution dans les douleurs intestinales; les vomissements ont cessé. Continuez les frictions et les lavements, s'il n'y a pas eu de garde-robes. Ne changez rien au régime.

Troisième jour.

Chez le plus grand nombre des malades, la colique n'existe plus le troisième jour, ou elle est réduite à de faibles souffrances; les selles s'établissent, les douleurs des membres persistent encore; la surface du ventre a rougi, s'est échauffée, il s'y est élevé de petites pustules; dans ce cas, faites enlever l'épithème abdominal, il a produit l'effet que vous en attendiez : continuez encore les frictions et les lavements, si le ventre ne reste pas libre;

persistez dans le régime sévère, permettez seulement quelques cuillerées de crème de riz ou de fécule de pommes de terre au lait.

Si le troisième jour la colique n'a pas diminué, et si le malade ne ressent à la surface du ventre aucune irritation, sur-le-champ faites réappliquer un nouvel épithème semblable au premier, ou faites couvrir le ventre d'un topique bien chaud de farine de graine de lin, saupoudré des trois poudres comme l'épithème; que la farine et les poudres soient à même la peau.

Quatrième jour.

Le lendemain de cette application nouvelle le malade ne souffre plus du ventre. On peut laisser l'épithème ou le topique jusqu'à ce qu'il y ait un peu d'irritation sentie à l'extérieur de l'abdomen. L'appétit se montre; on augmente graduellement la nourriture, mais avec une grande circonspection.

S'il se développe à la peau de l'abdomen une éruption à forme miliaire ou pustuleuse, faites des lotions froides avec une décoction de feuilles de laurier-cerise, à dix feuilles pour deux litres d'eau.

Si les mains et les poignets sont atteints de paralysie, frictionnez ces parties cinq à six fois le jour avec le liniment antinévropathique.

S'il se produit des ganglions sur les tendons, ayez recours au même liniment.

S'il se déclare une amaurose, frictionnez avec le liniment les arcades sourcilières, les tempes, le devant des oreilles, quatre à cinq fois par jour.

Si la céphalalgie persiste après la cessation de la colique, employez le liniment à la nuque, au front et aux tempes, et faites couvrir la tête de linges trempés dans la décoction froide de feuilles de laurier-cerise.

Si, par cas fortuit, l'inappétence se soutenait, vers le sixième ou septième jour, ayez recours à une once d'huile de ricin dans une tasse de bouillon gras, ou à tout autre purgatif doux.

Telle est la méthode de traitement qu'emploie le docteur Ranque dans les affections saturnines qu'il appelle névropathiques.

Celles qui résistent à ce traitement doivent être considérées comme devenues phlegmasiques, et doivent être aussitôt combattues par les sangsues à l'anus, au nombre de vingt à vingt-cinq pour les adultes. Une ou deux applications suffisent pour faire disparaître cette complication, qui se présente rarement.

D'après l'exposition que nous venons d'en faire, on ne peut s'empêcher de reconnaître qu'elle a le grand mérite de n'être point exclusive, et de pouvoir s'adapter utilement à tous les cas qui se présentent.

On ne peut nier que les moyens dont elle se compose possèdent tous à un haut degré les propriétés nécessaires pour atteindre le but qu'on se propose, soit qu'on veuille combattre une névropathie, soit qu'on veuille faire cesser une phlegmasie.

On avouera que parmi ces moyens il en est, comme la teinture éthérée de poudre de feuilles de belladone, qui ne se trouvent dans aucun formulaire.

Si l'on en croit le docteur Ranque, cette nouvelle préparation n'est jamais stupéfiante. Ainsi, d'après ce praticien, l'éther enlèverait à la belladone sa propriété délétère pour lui en donner une sédative.

Suivant cet observateur, la décoction de feuilles de laurier-cerise, l'eau distillée de laurier-cerise, auraient tous les avantages de l'acide hydrocyanique, et n'en auraient pas les inconvénients, qui sont dus à l'extrême facilité avec laquelle ce dernier s'altère. Suivant lui, enfin, le mélange du tartrate antimonié de potasse avec le camphre et le soufre, et les diverses substances qui forment la masse emplastique dont est composé l'épithème, produit sur les nerfs du tégument interne une influence sédative qui est transmise promptement au nerf ganglionnaire affecté.

Une dernière remarque que nous ferons relativement à cette méthode, c'est que pendant son emploi tout tend à préserver de la phlegmasie la muqueuse gastrique et celle de l'intestin grêle, les poumons et le cerveau lui-même. Avantage immense, incalculable, et qui seul suffirait pour déterminer tous les praticiens à en faire une application impartiale et raisonnée, afin d'en apprécier l'utilité.

LITHOTRITIE.

NOUVEAU MOYEN DE DÉTRUIRE LA PIERRE DANS LA VESSIE SANS L'OPÉRATION DE LA TAILLE.

De tout temps on a cherché à se délivrer de la pierre sans le triste secours d'une opération qui, dès son origine extrêmement ancienne, fut l'effroi des malades, comme elle en est encore aujourd'hui la terreur, quoique la chirurgie moderne l'ait portée au plus haut degré de perfection.

Les empiriques, chez toutes les nations, profitèrent de cette aversion pour vanter et vendre fort cher des amulettes, des topiques, des remèdes de toute espèce, propres, selon eux, à fondre la pierre, et qu'aucun ne fondit jamais. Ce commerce de prétendus lithontriptiques s'étendit partout, parceque partout il y avait des calculeux qui reculaient devant l'opération, et frémissaient à la seule pensée des périls et des douleurs, toujours exagérés, dont ils la supposaient environnée.

Les préparations de scilles, de chaux, de racines dites saxifrages; les eaux gazeuses, les injections de toutes sortes dans la vessie, les substances salines de toute nature, les compositions enfin diversifiées à l'infini, furent tour à tour célébrées comme autant de spécifiques tellement infaillibles, que deux fois les instruments de la taille furent mis en interdit, et que deux fois on publia qu'étant devenus désormais inutiles, on ne devait plus les regarder que comme des objets de pure curiosité.

Ce fut un beau rêve pour les pauvres calculeux; mais il ne fut pas long, et leur réveil, c'est-à-dire leur désenchantement, fut cruel.

Il fallut réhabiliter les instruments et rappeler les opérateurs; ce qui mit le comble à la consternation des malades et à la honte des imprudents apologistes de la dissolubilité de la pierre par les moyens mystérieux ou médicamenteux qu'ils avaient préconisés.

Toutefois il y eut des hommes honnêtes et éclairés chez lesquels l'amour de l'humanité avait seul produit cette illusion des bons cœurs

et des âmes sensibles : ainsi les Fourcroy et les
Vauquelin, noms si chers à la science , si ré-
vérés par tous ceux qui la cultivent, ayant
cru un instant avoir découvert, dans certains
agents chimiques , un véritable dissolvant de
la pierre, l'annoncèrent avec enthousiasme ,
et rendirent un moment heureux quiconque
en était affecté. Ainsi le physicien Mauduit
de la Varenne avait suspendu pendant quelque
temps le désespoir des calculeux , en annon-
çant que le fluide électrique, habilement conduit dans la vessie, y décomposerait bientôt
le calcul.

D'autres encore avaient fait concevoir les
plus douces espérances auxquelles ils se li-
vraient en faveur des calculeux ; et on peut dire
que , parmi les Allemands , il s'est trouvé
un grand nombre d'hommes généreux qui se
sont successivement dévoués à la recherche
des moyens propres à épargner aux individus assez malheureux pour avoir la pierre
la déplorable nécessité de subir l'opération de
la lithotomie. Et parmi nous aussi il y a eu
de ces héros de l'humanité souffrante , qui,
reprenant le cours des savantes tentatives de
leurs prédécesseurs , ont employé toutes les
ressources , toutes les inspirations des sciences

physiques et chimiques, pour arriver enfin, s'il était possible, à la découverte de l'inesti- mable secret de fondre la pierre dans la vessie.

Dans ces derniers temps, MM. Prevost et Dumas ont montré cette noble émulation des âmes compatissantes; et c'était l'action recon- nue du fluide galvanique sur certains calculs hors de la vessie qui leur avait fait croire possible un pareil effet sur les concrétions dans la vessie même : illusion bien respectable sans doute, et qu'avait eue, onze ans avant eux, le docteur Gruithuisen, de Saltzbourg, auquel est également due l'idée mère de la possibilité ainsi que des moyens de briser, d'écraser la pierre gisant dans la vessie.

Au milieu de tant de recherches infructueu- ses, de tant d'espérances déchues, un homme de l'art s'occupait, sans bruit et sans apparat, d'une investigation que tant d'autres avaient déjà et si vainement poursuivie. M. le docteur Civiale avait imaginé d'introduire dans la vessie un tube d'argent portant une espèce de poche qui devait s'y déployer et reployer à volonté, et dans laquelle la pierre, une fois enfermée, devait être soumise à l'action d'une liqueur chi- mique qu'on y aurait injectée; mais il fallait, pour choisir cette liqueur, connaître l'espèce et la composition de la pierre, et pour cela il était nécessaire d'en détacher quelques parcelles qui servissent d'échantillons, ce qui ne pouvait se faire qu'en éraillant, qu'en térébrant le corps étranger ; et puisqu'il devait et croyait pouvoir obtenir ce morcellement, il porta ses vues plus loin, et voulut diviser et écraser la pierre tout entière.

Tout porte à croire qu'il n'était nullement prévenu des aperçus publiés sur cette matière par un docteur bavarois, qui d'ailleurs ne leur a donné aucune suite, et les a vus oubliés dans une gazette allemande pendant près de douze ans.

M. Civiale ne doit qu'à lui-même, qu'à ses méditations et à sa persévérance, la méthode opératoire dont on voudrait, aujourd'hui qu'elle a acquis tant de consistance, lui contester litigieusement la propriété. Il procède de la manière suivante : après s'être bien assuré, par le cathétérisme ordinaire, de la présence de la pierre dans la vessie, et avoir approximativement apprécié sa dureté, son volume et sa forme, tout étant prêt pour l'opération, à laquelle le malade a été préparé par des précautions connues, il introduit dans l'urèthre et dans la vessie un tube d'argent long de qua-

torze ou quinze pouces, et ayant trois ou quatre
lignes de diamètre ; ce tube en renferme un
autre, mais qui est d'acier, et qui porte à son
extrémité, que j'appellerai vésicale, trois branches ou serres d'un acier fort et élastique, lesquelles sont rapprochées l'une de l'autre et ca-
chées dans la cavité du premier tube. L'autre
contient à son tour un gros stylet d'acier qui
peut s'y mouvoir librement, et se termine,
du côté de la vessie, par un renflement hé-
rissé d'aspérités et de pointes courtes très
acérées.

Cet ensemble d'instruments entrant les uns
dans les autres une fois arrivé dans la vessie,
et étant en contact avec la pierre, l'opérateur
pousse en avant le deuxième tube, celui d'a-
cier, et fait sortir de la cavité de celui d'argent
les serres, qui se développent bientôt, et forment, par leur expansion, une pince dans laquelle le calcul, au moyen d'une manœuvre
adroite, vient se placer pour y être emprisonné
et fixé par la retraite en arrière du tube d'acier.
En cet état, il s'agit de l'attaquer avec la petite
masse d'acier à pointes dont est armé le stylet.
Celui-ci, qui est de huit à dix pouces plus long
que les tubes concentriques, est pourvu à son
extrémité hors de la vessie d'une poulie de

cuivre, le tout est adapté à un tour d'horloger,
que l'on assujettit soigneusement, et avec un
archet long et souple on fait jouer le stylet
et tourner le lithontripteur sur la pierre, qui
ne peut résister à ses dents d'acier, et s'use,
s'écaille, se broie, se divise en fragments, non
sans faire entendre au malade et aux assistants
un bruit ou sonore ou sourd, selon que la
pierre est dure ou molle.

L'opérateur pousse graduellement le stylet
contre le calcul, qu'il resserre de plus en plus
dans ses entraves. Il continue le travail pendant vingt ou vingt-cinq minutes; ensuite il
enlève ses instruments, fait uriner le patient,
injecte de l'eau tiède dans la vessie, et l'on voit
alors sortir des éclats plus ou moins gros, des
detritus de toutes les formes, et beaucoup de
sédiment et de sable fin qui se précipitent au
fond de l'urinoir.

Le lendemain, ou l'un des jours suivants, on
recommence. La pierre, déjà bien diminuée de
volume, est de nouveau chargée et arrêtée dans
la pince. Le lithontripteur marche comme la
première fois. On pourrait, dans cette seconde
séance, terminer la destruction du calcul, mais
on aime mieux la remettre à un autre jour;
et c'est alors que la vessie, lavée, détergée à

grande eau, rejette tous les débris et jusqu'aux derniers restes du corps étranger.

L'opération, telle qu'elle vient d'être esquissée, a déjà été pratiquée avec un plein succès sur trois personnes, de la guérison desquelles soixante médecins et chirurgiens bien connus ont été témoins (1). Un grand nombre d'autres

(1) Le nombre des malades opérés avec succès par **M. Civiale** s'élève maintenant à plus de vingt. MM. Pasquier, Amussat, Heurteloup et Leroy d'Étiolles ont obtenu des résultats divers.

« La méthode lithotritique, ou par destruction de la pierre dans la vessie, est applicable dans la majorité des cas, c'est-à-dire lorsque le volume de la pierre ne dépasse pas un pouce et demi de diamètre, et qu'elle n'a pas produit de trop grandes altérations sur le viscère qui la contient, et sur l'économie animale en général.

» Son application est d'autant plus heureuse, et la guérison plus prompte, que la maladie est moins ancienne.

» Les obstacles qui peuvent limiter cette application, provenant de l'ancienneté et non de la nature de la maladie, iront toujours en décroissant, parcequ'à la première apparition des symptômes qui font soupçonner son existence, les malades s'empresseront de se faire opérer, d'autant plus qu'il faut au moins l'effroi qu'inspire la taille pour faire supporter les douleurs que détermine, en général, la pierre par son séjour dans la vessie.

» Lorsque, par l'effet de quelques circonstances imprévues, la *lithotritie* n'a pas le succès désiré, elle ne diminue en rien les chances heureuses de la cystotomie.

» Enfin, l'introduction des instruments lithotriteurs et les manœuvres nécessaires pour saisir et broyer la pierre, ordinairement peu douloureuses, n'entraînent par elles-mêmes aucune espèce de danger; bien entendu qu'elles seront toujours exécutées convenablement et à propos, par des mains exercées. »

calculeux la réclament avec instance, et vont s'y soumettre d'ici à peu de temps. On ne doit pas lui accorder une préférence exclusive; elle ne convient ni dans tous les cas ni chez tous les sujets ; en un mot, elle est susceptible de plus d'une restriction, et il importe surtout à la sûreté et à la confiance qu'elle mérite d'inspirer que ce soient des hommes sages et des mains habiles et exercées qui la pratiquent.

P.

TISANE LAXATIVE PRINTANIÈRE.

—

Il y a quarante ans, un soldat aux gardes était en possession de préparer et de débiter une tisane à laquelle on avait donné son nom. Il s'appelait *Printemps*. Ce n'était sans doute qu'un sobriquet, qu'un nom de guerre ; mais sa tisane ne s'en appelait pas moins tisane de Printemps, et dans la suite on la nomma, par corruption, tisane du printemps, ce qui faisait que, dans cette seule saison, il s'en vendait incomparablement plus que dans les trois autres, et que cinquante à soixante muids suffisaient à peine à la consommation de Paris pendant les mois de mars, avril et mai. Elle était vantée comme dépurative, diurétique, anti-scorbutique, etc. ; et, quoi que pussent dire les médecins et les pharmaciens, elle arrivait jusque chez la duchesse et chez la marquise, qui croyaient pouvoir, par son secours, éclair- cir leur teint, rafraîchir leur peau , *et réparer des ans l'irréparable outrage.*

Ce n'est nullement de cette tisane que nous voulons parler : nous en avons une tout autre à indiquer aux personnes qui ont à dissiper quelques langueurs d'estomac, quelques restes de rhume, des pesanteurs habituelles de la tête, des traces de maladies plus ou moins anciennes, des écoulements incommodes et débilitants, etc.

Voici notre tisane ; nous la nommons printanière, parceque c'est dans le cours du printemps qu'elle fait le plus de bien, et qu'il est le plus aisé de s'en préparer.

Prenez une forte poignée de fleurs et de feuilles fraîches de violettes (les simples sont les meilleures) ; même quantité de jeunes feuilles de rameaux fleuris de pêcher ; idem de l'herbe dite mercuriale des jardins ; idem de jeunes laitues et d'épinards ; un peu de cerfeuil ; huit ou dix pruneaux secs ; quatre ou cinq figues grasses ; et une pomme reinette, mondée de ses pepins, coupée par tranches. Faites infuser doucement, dans un litre d'eau de source ou de pluie, pendant six heures, et bouillir ensuite durant au plus un quart d'heure. Passez par un linge sans trop exprimer, et ajoutez une forte cuillerée de miel et une once de sel dit autrefois polychreste de Seignette.

On peut augmenter la dose de ce sel, selon qu'on désire être plus ou moins copieusement purgé.

On prend le matin, à jeun, un verre de cette tisane, qu'on a fait à peine dégourdir, et pendant son action on boit ou du thé très léger, ou du bouillon maigre.

Lorsque le premier verre a manqué son effet, le lendemain on en prend un verre et demi; et on peut, sans mettre d'intervalle entre chaque verre, épuiser la préparation tout entière, et qui dure ordinairement quatre ou cinq jours.

Les évacuations ont lieu sans dégoût, sans maux de cœur, sans faiblesses, sans coliques. Rien n'est plus doux ni plus paisible que cette manière de se purger, et c'est avec une pleine confiance que nous la recommandons aux valétudinaires, aux goutteux, après leur dernier accès ; aux femmes et aux nourrices qui ont besoin de faire passer leur lait ; aux individus qui ont subi un traitement anti-syphilitique, ou anti-psorique, ou anti-dartreux, et surtout aux personnes disposées à l'œdème, urinant peu, rendant des urines épaisses et jumenteuses, ayant de l'enflure aux pieds et au ventre ; à celles qui éprouvent des battements de cœur,

qui se ressentent de l'asthme, et qui, aux moin-
dres exercices, sont haletantes, fatiguées, dé
couragées.   P.

NOTE

SUR LA CONDUITE QUE L'ON DOIT TENIR QUAND DES CORPS ÉTRANGERS SONT INTRODUITS DANS LE CANAL ALIMENTAIRE OU L'ESTOMAC.

—

Un enfant jouant avec un hameçon l'avala, tandis que la ligne à laquelle il était attaché pendait hors de sa bouche. Le docteur Bride, qui fut appelé, perfora une balle de fusil, et l'ayant enfilée à la ligne, fit glisser dans le gosier de l'enfant la balle, qui fut avalée immédiatement. Alors, au moyen de la ligne, il retira l'hameçon de l'estomac, tandis que la balle empêchait que sa pointe ne blessât l'estomac ou l'œsophage. Ce moyen est fort ingénieux.

Il arrive très fréquemment que des corps étrangers sont arrêtés dans l'arrière-bouche ou plus avant dans le conduit alimentaire. Ces corps peuvent être enfoncés sans danger dans l'estomac, ou doivent être retirés par la bouche.

Les corps qui ne présentent aucune aspérité susceptible de blesser l'estomac , telle une pièce de monnaie, ou des corps qui peuvent se dissoudre ou se digérer, tels un morceau de sucre , une croûte de pain, lorsqu'ils sont engagés assez avant pour rendre difficile leur extraction par la bouche , doivent être enfoncés dans l'estomac ; on y parvient facilement à l'aide d'une forte sonde de gomme élastique, d'un morceau de baleine très flexible et surmontée d'une petite pelote de linge. On se sert encore avec avantage d'un long poireau, privé de sa première enveloppe , et fortement huilé.

Tous les corps qui peuvent piquer ou déchirer les parties, tels que les arêtes de poisson , les esquilles d'os et les épingles, doivent être retirés par la bouche ; cependant les accidents résultant de leur ingestion sont en général moins à redouter qu'on le suppose. Les petits os et les arêtes peuvent être digérés; on a un grand nombre d'exemples que des quantités considérables d'aiguilles ont été avalées impunément. Si l'on avait avalé des morceaux de verre, il faudrait, dans ce cas seulement, déterminer le vomissement , mais après avoir rempli l'estomac d'aliments capables d'entourer les côtés tranchants des fragments de verre; nous avons vu un individu qui par fanfaronnade avait avalé plusieurs morceaux de verre; il les rendit sans accident par le vomissement que l'on excita après lui avoir fait manger une forte dose de choux.

QUELQUES MOYENS
POUR RÉUSSIR EN MÉDECINE,

MÉTHODES DES DOCTEURS ***.

Se présenter hardiment, d'un air imposant, affairé, et surtout original, quelque partie de vêtement en désordre.

Parler peu et par monosyllabes, ou simplement s'exprimer par signes et grimaces. On peut aussi parler beaucoup; mais alors sans laisser le temps de répondre, et surtout en employant abondamment les termes dits savants.

Dans les consultations, écouter attentivement ce que le malade vous dit, ce qui n'empêche pas de penser à toute autre chose.

Ordonner avec emphase de petits remèdes avec de grands mots; par exemple : le *chiendent* sous le nom de *gramen repens officinarum;* l'*émétique* sous celui de *tartrate de potasse antimonié.* La *mousse de Corse* doit être appelée *helminthocorton;* la *réglisse, glycyrrhiza glabra.*

Écrire les prescriptions de manière à ce que personne ne puisse les lire ; de sorte que les pharmaciens ou les herboristes, qui sont aussi des savants, mais qui ne veulent pas passer toujours pour ce qu'ils sont souvent, soient obligés de donner un purgatif contre la diarrhée, ou un narcotique pour remédier à une apoplexie.

Enfin, il faut assurer au patient que vous répondez de lui ; mais avoir grand soin en sortant de prévenir jusqu'à la portière que le malade est en grand danger, et qu'il ne se tirera d'affaire qu'autant qu'on suivra exactement vos ordonnances.

Par ces moyens bien ménagés, une indisposition fait le plus grand honneur ; et après quelques cures de cette force, on peut aspirer à une réputation productive.

———

LE MÉDECIN CHASSEUR.

Ovide a parlé de certaines filles qui chassent aux hommes avec leurs œillades assassines, « *Puellas oculis venantes viros ;* » et Maurice Hoffmann, dans une diatribe célèbre, a reproché à quelques médecins de son temps d'avoir trop souvent l'oreille aux aguets pour faire la chasse aux malades. *Auribus arrectis ægros.* Nous connaissons un de ces derniers médecins qui, transplanté du pays de M. de Pourceaugnac sur les bords de l'Oise et de la Seine, y chasse habituellement aux malades, et emploie, pour s'en procurer, les captations les plus ridicules et les moyens de séduction les plus ignobles.

Le matin, il se rend à l'église en voiture, quoiqu'il n'en soit éloigné que de quelques pas, et il laisse l'équipage à la porte pendant le séjour qu'il fait dans le saint lieu. Là, attentif au moindre bruit, s'il entend tousser ou éternuer, soit le bédeau, soit le suisse, soit quelqu'un des fidèles, il se glisse auprès d'eux, leur offre, en se qualifiant, ses services, et ne manque pas de leur donner quelques petits avis, par anticipation sur ceux qu'il ira leur donner plus amplement dans sa prochaine visite.

Le soir il se place à l'entrée de la salle de spectacle, et debout il parcourt des yeux les loges et les personnes qui les remplissent ; au moindre signe d'indisposition, qu'on ait un peu de rhume, ou qu'un mouchoir placé sur

la joue indique une fluxion, il court, il
monte, il se pousse furtivement jusqu'aux individus qu'il a remarqués, il lie conversation
avec eux, leur étale ses talents et ses succès,
et finit par se procurer leur adresse. C'est à tel
point qu'on peut dire que ce chiriâtre

Déjeune de l'autel et dîne du théâtre.

Mais il n'en est guère plus gros pour cela, parceque les gens de son espèce maigrissent de l'embonpoint d'autrui, et que la prospérité de leurs
voisins est pour eux une source de haine et de
chagrin. Tout annonce chez notre homme la
maigreur et le dépit. Il semble que son cabriolet n'ait pas été graissé depuis six mois, et le
cheval qui le traîne est d'un dessèchement qui
ajoute encore à la caricature, et doit donner
de l'inquiétude à la personne qui a vendu cette
voiture au docteur peu solvable qui l'use chaque jour sans paraître s'occuper des moyens
de la payer.

Dernièrement, à Versailles, ce pauvre cheval,
devenu un véritable rossinante, a figuré dans
une scène très burlesque. Le grand guérisseur
avait promis à un malade qu'il avait enlevé à
la confiance de ses médecins ordinaires, qu'a-
vant quinze jours il le ferait marcher très les-

tement. Ne pouvant pas rigoureusement lui tenir parole, il veut du moins le faire *marcher à cheval;* en conséquence il le fait hisser sur sa haquenée, et le promène ainsi dans les rues de la ville, tenant lui-même la bride, et regrettant de n'avoir pas écrit sur son chapeau : *C'est moi, messieurs, qui fis ce miracle nouveau. Ab uno discite omnes.*

LE MÉDECIN COURTISAN.

Jadis les médecins avaient à la cour le même privilége que le fou du prince; ils avaient le droit, dont on use rarement sous les lambris dorés, de parler comme ils pensaient; c'était une licence qu'on leur passait en faveur de leur utilité : d'ailleurs, s'il est peu de héros pour son valet de chambre, il n'est guère de prince pour son médecin. On se rappelle la franchise un peu sauvage de Coythier, médecin de Louis XI : « Vous voudriez bien me faire pendre comme tant d'autres, disait-il au Néron de la France, mais songez-y, trois jours après vous ne serez plus en vie; » et le prince superstitieux, malgré son goût pour les oubliettes, se gardait bien de livrer au compère

Tristan un homme qu'il croyait au moins aussi utile à sa santé que les reliques dont il s'environnait, que l'huile de la sainte ampoule qu'il prenait en pilules, ou s'administrait en frictions et apozèmes.

Les temps changent, et les mœurs se perfectionnent : nous avons encore des médecins de cour, nous avons même des médecins bourrus ; mais ces derniers, plus adroits que leurs devanciers, ont soin de déposer à la porte de l'antichambre des excellences le ton brusque et les formes agrestes. Nous connaissons tel docteur sur lequel l'atmosphère ministérielle opère un effet subit. Sa tête s'incline, son rachis se courbe de manière à former avec ses jambes un angle droit, le buccinateur enflé s'abaisse, un sourire plein de grâce et de bienveillance épanouit la face doctorale. Tel qui verrait D..... dans l'antichambre d'un ministre aurait la plus haute idée de sa modestie et de son affabilité ; nul ne sait comme lui arrondir une période que termine ou devance le mot rondement articulé de monseigneur ; quelle sollicitude se peint dans ses regards lorsqu'il interroge l'auguste pouls de son excellence ! Monseigneur vient-il à tousser, D..... tousse encore plus haut ; monseigneur se plaint-il de sa vue, D..... est prêt à lui répondre, comme certain courtisan : « Eh! qui a de bons yeux à présent! » Mais à peine D..... a-t-il franchi la porte du ministre, ses épaules se haussent d'un pouce, sa tête et son échine se redressent, son jarret se tend. Gardez-vous bien de lui adresser la parole; si ses yeux, en tombant sur l'indiscret qui l'interroge, ne rencontrent un grand cordon, ou pour le moins une brochette, vous n'obtenez de lui qu'un regard distrait et dédaigneux. Vous tous, pauvres diables, enrôlés sous la bannière de la petite propriété, gardez-vous d'aller consulter D..... : un officier de police à son bureau, une jolie femme dans son jour de migraine, un nouveau parvenu, un valet de grand seigneur, sont plus abordables que le docteur titré; D..... ne soigne que des altesses et des excellences, et pour le moins des seigneuries; D..... ne voit que l'humanité en simarre ou en habit brodé.

LA BOURSE ET LES MÉDECINS.

—

L'alliance de ces deux mots paraîtra sans doute bizarre à celui qui ne s'est formé l'idée d'un médecin que dans les malignes peintures de Molière, de Destouches ou de Beaumarchais, ou qui ne voit dans un docteur qu'un personnage grave et sentencieux parlant par aphorismes, citant Hippocrate et Galien, écrivant du même style une ordonnance et un billet doux, étranger aux pompes du siècle, et ne sortant de son cabinet que pour produire dans le monde médical ses doctes élucubrations, ou pour écraser sous le poids d'une érudition grecque et latine les importantes innovations du jour, telles que l'antimoine, le quinquina, la vaccine et les sangsues.

Mais notre style ne surprendra pas celui pour qui un médecin est un ami philanthrope, dont l'esprit désintéressé, agrandi par l'étude et la philosophie, fait son occupation exclusive de combattre les maux qui affligent l'humanité, cherche dans le monde des distractions futiles peut-être, mais qui renferment des observations utiles à son art; qui soumet à l'analyse du raisonnement et les doctrines surannées et les innovations non éprouvées; enfin qui, pénétré de la noblesse du caractère dont il est revêtu, cultive les sciences sans pédantisme, et sacrifie aux goûts du jour sans payer un tribut aux ridicules de la mode.

Quoique plusieurs des traits de ce dernier portrait puissent convenir à quelques hommes de notre époque, peut-être serait-il difficile de les retrouver dans beaucoup de nos jeunes docteurs. L'Esculape du jour est un homme qui suit les modes, fréquente les spectacles et les bals, quitte le chevet du lit de son malade pour les Bouffes et l'écarté, et assiste tour à tour à une séance médicale ou au cercle de la rue de Grammont.

Déjà, dans notre siècle mathématique, l'esprit calculateur s'était plus d'une fois allié à l'art des Corvisart et des Bichat; nous avons révélé les tours d'adresse de certains médecins *questueux*, qui ne le cèdent en rien aux *ruses de bourse;* et sans parler de *l'élixir anti-glaireux* de GUILLIÉ, des *préparations dépuratives* de KUNCKEL, du *breuvage du chirurgien*

Leroy, et du *sirop régénérateur* de Dupont l'*ami du sang,* nous connaissons maint docteur ayant *courtiers marrons* à ses ordres , et faisant de la médecine.... *métier et marchandise.*

Mais il appartenait à la dernière session des assises de nous offrir des *opérations* nouvelles encore parmi les médecins ; et la déposition joviale de M. Prost , les réponses moins positives de M. Pelletan , et les dépositions *contestées* de M. Tanchou , fourniront une page assez piquante à celui qui voudra esquisser les mœurs médicales de notre époque. Nous avouerons que nous avons trouvé neuve et même originale l'idée conçue par un *ami de l'humanité et des sciences,* de dédier son ouvrage à un agent de change , qui , suivant son aveu naïf, n'entend rien ni aux sciences ni à l'*humanité.* Le bon M. Mussart eût dû lui offrir en retour le Manuel de l'agent de change, qui lui eût évité de prendre les *piastres et ducats* pour de l'argent comptant ; cet ouvrage aurait pu aussi apprendre à M. Tanchou à distinguer le *prêt* du *dépôt.* Nous espérons du reste que ce livre utile deviendra le *vade-mecum* de tout médecin calculateur, et qu'il prendra place, dans sa bibliothèque, près d'Hippocrate et de Stol. Le style positif de la bourse pourra même s'allier à la langue médicale, et nous ne désespérons pas de lire dans quelque ordonnance, qu'attendu l'*état obéré* du malade et la *non-valeur* des forces vitales, qui, *baissées au taux* le plus minime, font craindre une *déconfiture* dans l'organisme, etc., etc.

Nous abandonnons cette idée à MM. Prost, Pelletan et Tanchou. Mais peut-être le petit échec que viennent d'éprouver ces messieurs les a-t-il dégoûtés de ces opérations commerciales, et sont-ils plus tentés de rentrer dans leur cabinet que *de rentrer en vente.* Là, du moins, les *si* et les *non* sont sans conséquence, et l'on n'a point à redouter un président trop pressant ; là M. Tanchou ne craindra pas la mémoire trop fidèle d'un caissier ; là, enfin, M. Prost, loin des agents de change, des amis de collége et des dîners de Prévost, pourra se livrer tout entier à ses idées philanthropiques, et si par hasard écrire était chez lui une maladie dont il ne pût se guérir, du moins il ne risquera que son temps et les *piastres et ducats* de son libraire.

———

~~~~~~~~~~~~~~~~~~~~~~~~~~~~~~~~~~~~~~~

SUR LES OPIATES

ET LES ELIXIRS DENTIFRICES.

—

Nous étions dans le cabinet de M. de *** ; il n'était pas encore habillé ; il se brossait les dents devant une glace. Je lisais une gazette du jour, dont un article, moitié niais, moitié grave, m'arracha tout-à-coup ce cri : *Il y a de drôles de gens dans le monde !* Et M. de *** se tournant aussitôt vers moi, s'écria brusquement à son tour : *Il y a de plaisants dentistes à Paris !* Il venait de faire l'essai d'une opiate qui lui avait rendu le bas du visage semblable au museau d'un carlin. Voilà, nous dit-il, ce que c'est que de s'en rapporter à la trompeuse renommée ! Et il ajouta : Un appelé Maury nous avait approvisionné de ses petits pots ; l'opiate en était très rouge, et quand je m'en servais (passez-moi cette sale comparaison), j'avais la bouche ensanglantée comme un do-gue qui revient de la tuerie. Mais ce n'était
~~~~~~~~~~~~~~~~~~~~~~~~~~~~~~~~~~~~~~~

rien auprès de ce que vous voyez : je suis hideusement noir et barbouillé, et je noircis et barbouille tout ce que je touche. Ces jours derniers, continua M. de ***, une espèce de dentiste s'introduisit chez madame, fit en sa présence, et avec la plus risible véhémence, le procès aux opiates de toutes les couleurs, et vanta, non moins comiquement, celle de son invention, dont la *blanseur équélatante* annonçait assez le rang et les sentiments des personnes auxquelles elle était destinée. Il fallut bien en accepter six pots que le déclamateur gascon avait trouvé moyen de déposer sur la toilette. Quand il fut payé et parti, madame, curieuse d'éprouver cette composition, qui était en effet fort blanche, s'en frotte, sans l'épargner, les dents et les gencives, en enduit, sans le vouloir, les lèvres, et bientôt une mousse laiteuse couvre tout le contour de la bouche, s'étendant sur les joues et jusqu'au menton; tellement qu'on eût dit que ma chère épouse venait d'être savonnée, et qu'il n'y avait plus qu'à la raser. Qu'est-ce donc, m'écriai-je encore, qu'est-ce que ces misérables fabricants d'opiates pour les dents, qui nous promènent du noir au rouge et du rouge au blanc, au lieu de s'en tenir à une nuance, à une teinte douce, délicate, agréable à la vue? Car enfin la couleur n'est, je pense, qu'un faible accessoire dans ces sortes de compositions. Passe encore pour l'opiate blanche, malgré sa singularité : au moins elle ne tache point; elle s'essuie facilement, et ne vous fait pas une figure de buveur de sang ou de ramoneur. Mais la noire ! Quel est donc l'original qui a pu s'aviser de cette nauséabonde couleur? Monsieur, répondis-je, l'opiate qui vous déplaît à si juste titre n'eut originairement quelque vogue qu'à raison de sa noirceur même, alors beaucoup plus foncée qu'elle ne l'est actuellement. A cette époque, c'eût été une mondanité d'en employer d'une autre couleur; tout devait être noir, habits, meubles, et jusqu'aux objets de propreté; et c'était principalement au Marais que régnait ce triste système. Aussi fut-ce dans ce quartier qu'un certain Le Roy de la Fandignère, chevalier du mérite (on n'a jamais su duquel), se mit à préparer cette pitoyable confection, qui fut une des sources de sa fortune, et une des causes de la discorde qui régna long-temps entre ses deux fils, exclus par lui du secret, et sa fille qui en hérita, et qui continue de l'exploiter concurremment avec son mari, membre titulaire de l'Académie royale de médecine, section de chirurgie. C'est toujours au Marais que se manipule mystérieusement et se vend publiquement cette pâte triviale et enfumée, qui n'a de prix que pour ceux qui la font et la débitent, et qui, pour quiconque a le malheur de l'acheter, ne signifie rien, et n'a aucune valeur, quoiqu'on la lui fasse, sans pudeur, payer 9 fr. les deux onces enfermées dans une boîte de mauvais étain, timbrée Le Roy de la Fandignère, et plus bas, femme Duval.

Avec de la croûte de pain brûlée, pulvérisée et passée à un tamis fin, laquelle on délaie en consistance suffisante dans du miel, et qu'on aromatise avec les poudres de girofle, de cannelle et de macis, on obtient sans difficulté la fameuse opiate noire, comme chacun peut à très bon marché s'en assurer; et tout annonce que le secret gardé avec tant de soin par madame Duval et par son mari n'est autre chose que cette formule vulgaire et pitoyable. Mais conçoit-on qu'un membre titulaire de l'Académie royale de médecine, dans le sein de laquelle est établi un comité spécial pour réprimer le brigandage des remèdes secrets, persiste à tenir caché celui qui se compose, qui se vend chez lui, et à la préparation comme aux profits duquel il fut de tout temps associé? Bien entendu que M. l'académicien ne manque guère, chaque fois que l'on vient acheter de l'opiate noire, de dire que nulle autre ne blanchit aussi bien les dents; ce qui n'est pas exact, car ce blanchîment, qui d'ailleurs ne dure qu'un instant, est une pure illusion produite par le contraste du blanc et du noir; comme il arrive aux nègres, chez lesquels, selon les expressions de Gilbert, l'ébène de la peau fait ressortir l'ivoire de la bouche.

Ah! dit M. de ***, je ne suis plus étonné de la vilaine couleur de cette détestable opiate. Qu'on jette bien vite tout ce qui se trouve ici d'une si dégoûtante drogue, et que jamais il n'en rentre chez moi. Quant au membre titulaire de l'Académie royale de médecine, section de chirurgie, le coopérateur intéressé dans cette œuvre de ténèbres, si je le rencontre jamais, je le traiterai comme il le mérite.

Vous voilà, monsieur, répliquai-je, furieusement en colère contre les dentistes de Paris. Mais permettez-moi d'observer qu'ils ne ressemblent pas tous à vos gens couleur de sang, de lait ou de suie, lesquels ne savent au fond qu'arracher, tant bien que mal, une dent, et manigancer une opiate. Je pourrais vous en citer vingt qui ont véritablement le talent de leur état, qui l'exercent noblement, et qui aiment mieux se distinguer par leur habileté à traiter une affection de la bouche, ou à construire une belle pièce propre à remplacer utilement et agréablement les dents perdues, qu'à se livrer, sans gloire ni considération, au vil métier des opiates et des élixirs odontalgiques. Combien, monsieur, n'avez-vous pas entendu louer la dextérité et la bonne foi de MM. Lemaire, Miel, Desforges, Pernet, Delabarre, Regnard, Pedélaborde, etc.?

Il n'est pas un dentiste qui n'ait aussi son élixir. Le dentiste honnête et délicat le donne pour ce qu'il est; il en conseille l'usage sans trop le vanter, et il se garde bien de mettre de l'importance à son invention ou à sa préparation; ceux qui louent le leur à toute outrance, qui en parlent avec emphase, qui ont l'air de s'enthousiasmer sur ses propriétés extraordinaires, qui affectent de raconter les efforts, les dépenses, les recherches, les méditations que leur a coûtés son incomparable découverte, ceux-là sont, à coup sûr, des charlatans qui n'ont ni talents ni instruction, et qui devraient plutôt être comptés parmi les petits marchands parfumeurs qu'au nombre des vrais dentistes, aujourd'hui, surtout, que

cet art a fait de si brillants progrès, et est cultivé
et exercé par des hommes de mérite qui ont
su le rendre également utile et honorable. Nous
venons de parler d'un certain Leroy de la Fandignère, mort en 1786, après avoir fait beaucoup de bruit, et amassé beaucoup d'argent.
Cet homme n'était point dentiste, quoiqu'il en
prît le titre, et qu'il y ajoutât celui de chirurgien, qui lui convenait encore moins. Il ne
connaissait que le nettoiement des dents avec
une opiate dégoûtante par sa couleur fuligi-
neuse, et au moyen d'un élixir, plus dégoûtant
encore par la sienne, puisqu'en le mêlant avec
un peu d'eau, il devenait aussitôt vert comme
du fiel de bœuf; ce qui fit croire et publier
sottement dans les journaux que ce devait être
une solution de vitriol, et par conséquent un
caustique dangereux, tandis qu'il était si simple de reconnaître, à cette couleur verte, la
présence du gaïac qu'elle décèle toujours.
Ainsi, le fameux élixir que l'on vend encore de
notre temps, sous le nom d'élixir odontalgique
de Leroy de la Fandignère, n'est autre chose
qu'une teinture alcoolique de gaïac, qu'on a,
bien entendu, aromatisée avec la cannelle, le
girofle, et déguisée le moins mal qu'on a pu.
Voilà, avec une opiate de croûte de pain brû-

lée, ce grand secret qui, à la mort de son prétendu inventeur, divisa ses trois enfants, dont deux fils, devenus dentistes comme lui, firent retentir les tribunaux des plus scandaleux débats; arma la sœur contre ses frères, et, après diverses sentences, jugements interlocutoires, etc., donna lieu, en 1789, à un arrêt du parlement de Paris, portant que la fille Leroy de la Fandignère, et son mari, le sieur Duval, seraient seuls maintenus en possession du secret de l'élixir odontalgique dudit Leroy de la Fandignère, et que lesdits Duval et sa femme resteraient déchargés des condamnations du Châtelet, etc., etc. Et qui le croirait? ce misérable secret représentait la somme de 100,000 fr. dans la succession, comme le rapporte la dame Duval dans une brochure qu'on remet à quiconque achète un flacon d'élixir, ou une boîte d'opiate ; brochure réimprimée en 1816, sans doute par les soins et sous les yeux du mari membre titulaire de l'Académie royale de médecine, section de chirurgie, lequel, en sa qualité de l'un des confidents intéressés du secret, a dû y prendre le ton et y tenir le langage le plus propre à le faire fructifier; or, il fallait célébrer les inappréciables vertus des petites bouteilles « à la liqueur desquelles rien ne

» résiste, qui entretiennent et réparent si bien
· la *sertissure* des dents ; qui dissolvent et en-
» lèvent, comme par enchantement, le tartre
» qui les assiège ; qui fortifient les alvéoles,
» arrêtent la carie, et en préservent à coup
» sûr ; dissipent merveilleusement les fluxions,
» et en calment les douleurs ; préviennent la
» dure nécessité de l'extraction ; embaument
» l'haleine, etc. » Pages 12, 13, 14, 15.

Nous devons de réfuter les erreurs, les pro-
messes décevantes, les absurdités contenues
dans les passages que nous venons de citer.
Peut-on recommander dans les fluxions den-
taires l'usage de la liqueur la plus âcre, la plus
mordicante, la plus irritante qu'on connaisse?
Peut-on recommander surtout de l'employer
pure dans quelques cas non spécifiés? Dans
l'odontite, il faut, comme dans presque toutes
les phlegmasies et les névralgies, adoucir,
étendre, amollir, et on la voit fréquemment
céder à de simples ablutions et gargarismes
d'eau tiède, à de simples inspirations de vapeurs fournies par une décoction émolliente ;
d'autres fois on la combat avec des sangsues
appliquées extérieurement autour des mâchoi-
res, ou même placées sur les gencives, ce qui
se pratique sans inconvénient ni difficulté,

et produit promptement les effets les plus satisfaisants, comme plusieurs dentistes, mes confrères et moi, le voyons chaque jour dans notre pratique. On ne saurait trop appeler l'attention des gens de l'art sur cette application de sangsues aux gencives mêmes. Rien ne peut être comparé à son efficacité; et quoique les scarifications des gencives avec la pointe d'une lancette soient une ressource digne de considération, il s'en faut bien que ce moyen vaille l'autre.

Par ce seul exemple on peut juger de la fausseté, de l'imprudence et du danger des conseils donnés, par rapport aux maladies de la bouche, par le commentateur, plutôt coupable qu'ignorant, du premier fabricant et débitant de l'élixir qui continue de se fabriquer et de se débiter à Paris, place Royale, n. 5, chez le sieur et la dame Duval, comme celle-ci l'annonce, presque la trompette à la bouche, et son mari ayant l'air de répondre, *l'enfant dit vrai.*   P.

HYGIÈNE PUBLIQUE.

DES RÉJOUISSANCES A L'OCCASION DES FÊTES.

C'est sous le rapport de la morale et de la santé que nous nous proposons d'examiner les fêtes et réjouissances publiques. On ne peut certainement pas disconvenir qu'elles ne soient instituées sous de bonnes intentions; mais le but qu'on se propose est-il bien rempli? le peuple s'amuserait-il moins, ses sentiments à l'égard du prince changeraient-ils, si l'on supprimait quelques unes de ces réjouissances, qui ne font qu'occasioner le désordre, dégrader les hommes qui les partagent, en détruisant leur santé et en excitant leurs passions, au point de leur faire souvent encourir des peines qu'ils n'auraient pas méritées si leur raison n'avait été altérée par les excès qu'ils ont trouvé occasion de faire? D'ailleurs, ces distributions de vin et de comestibles sont-elles vraiment dignes d'un peuple policé? il ne faut les avoir vues qu'une seule fois pour être saisi de l'horreur et du dégoût qu'elles inspirent. Quel est celui qui n'a pas frémi en voyant les combats que se livrent ces bachiques avides? Il y a quelques années, j'ai vu un misérable casser une cruche sur la tête nue d'un homme qui venait de l'écarter du jet de vin pour y tendre son chapeau dégoûtant, et sa tête fracassée fut lavée par ce vin accordé pour les plaisirs communs.

Les distributions de comestibles ne sont pas plus heureuses; il faut avoir une grande force physique pour se procurer un morceau de pain ou de charcuterie. Comment résister à ces fédérations qui se forment pour envahir toute la distribution, et en vendre une partie pour augmenter leurs orgies? Le pauvre, faible, ne peut pas aller réclamer sa part de la munificence royale, et ce jour-là ne peut être une fête pour lui; car la nuit arrive, et il n'a pas mangé. Des accidents fâcheux sont encore la suite de la manière dont ces distributions sont faites : les pains, qui sont ordinairement d'une livre, sont jetés avec force au milieu de la foule affamée. Avec un peu d'adresse, il est vrai, on parvient à modérer le choc du corps bienfaisant, et l'on en est quitte pour quelques meurtrissures, si cependant l'on fait partie de la bande fédérée; sans quoi, point de quartier, il faut mourir de faim ou de coups.

Mais quittons ces tableaux, et passons à ceux que nous offrent les jeux, les danses, les prix, les spectacles; voilà les véritables plaisirs qu'il faut donner au peuple. Voyez autour du mât de cocagne toutes ces figures rayonnantes, et entendez ces exclamations de joie ! Tout le monde est heureux, celui qui gagne le prix et celui qui le voit accorder à l'adresse et à l'agilité; il n'y a là de danger pour personne, rien n'est perdu; pourquoi donc ne pas économiser sur ces distributions dilapidées, et au lieu de deux mâts en mettre quatre? Quoi de plus utile encore pour le développement du corps que ces exercices qui nous rappellent ceux des anciens dans les gymnases, la lutte, la course, etc. ? Pourquoi même n'y aurait-il pas des prix pour ces exercices, qui concourraient au développement et à l'embellissement de la population? Il y a quelques années on offrait au peuple le plaisir des joutes sur l'eau; pourquoi les avoir supprimées? Les danses et les spectacles entrent fort bien dans le plan que nous voudrions voir adopté pour le bien général, et on ne saurait trop louer la sollicitude de l'administration, qui en a toujours établi en assez grande quantité.

VISITES DES OFFICINES DES PHARMACIENS.

Tous les ans il se fait une visite chez les pharmaciens, à l'effet de constater, sinon l'efficacité, du moins les qualités voulues des divers médicaments. Quatre membres de la faculté, deux médecins et deux chimistes-pharmaciens, se rendent successivement dans toutes les officines des pharmaciens de Paris, et se font présenter quelques préparations; quand il s'en trouve de mal confectionnées ou d'altérées, la commission les fait jeter, engage le pharmacien à s'en procurer de meilleures, et tout en reste là.

Cette inspection n'est que spécieusement philanthropique, car elle est entachée d'un vice auquel il eût été facile de remédier si on eût voulu en obtenir des résultats aussi avantageux que possible.

Par exemple, les visites dans les pharmacies n'ont lieu qu'une fois par année, ce qui est insuffisant; et à une époque fixe, au mois d'août, ce qui est maladroit; les pharma-

ciens, qui s'y attendent, se trouvent rarement en défaut ; et la commission, qui suit
une marche régulière et connue, ne sévit presque jamais. C'est donc une simple mesure de
forme, et les avantages qui pourraient résulter
de visites fréquentes et inopinées n'ont réellement lieu, pour le public, qu'une fois par
année, et au mois d'août. Nous pourrions citer
un grand nombre de pharmaciens dont les
médicaments officinaux sont de la plus mauvaise qualité, particulièrement dans les mois
qui précèdent celui où se font les visites.

MOEURS ET SALUBRITÉ.

Serait-ce trop exiger de la sollicitude de
l'administration que d'espérer de voir établir
dans tous les quartiers, dans toutes les rues
même d'une ville comme Paris, des guérites
à tonneaux, et aussi quelques lieux d'aisances
publics, au moyen desquels on détruirait
une grande partie des vapeurs méphitiques qui
s'élèvent continuellement de toutes les rues
de la capitale, et particulièrement de certains
quartiers ? Et encore n'est-il pas extrêmement
inconvenant qu'un sexe ait le droit de blesser
impunément la pudeur de l'autre sans qu'il

en rejaillisse la moindre honte sur lui? Ne serait-ce pas en même temps mettre un frein à la dissolution de certains individus qui prennent plaisir à s'exposer indécemment aux regards d'une fille modeste, que la nécessité force à s'éloigner de chez elle, pour subvenir, par son travail, aux besoins de sa famille? Il y a des quartiers où une femme honnête ne peut rester un instant à la fenêtre.

Il est bien entendu que les mesures les plus sévères devraient être prises pour que les lieux établis ne le fussent pas inutilement, et aussi pour qu'ils ne puissent pas, dans la nuit, servir à celer ou à favoriser le crime.

NOTE MÉDICO-LÉGALE

SUR LA MONOMANIE HOMICIDE.

—

La capitale est encore affligée d'un crime aussi atroce qu'incompréhensible pour les gens du monde. Une femme, sous le prétexte qu'elle est poussée par un désir irrésistible qu'elle attribue à une grossesse commençante, fait monter chez elle l'enfant d'une de ses voisines, coupe la tête à cet enfant, la jette par la fenêtre, et reste tranquille à se repaître de la vue du corps sanglant de sa victime. Cette femme, s'il est possible de lui donner encore ce nom, se réjouissait de son œuvre homicide lorsque l'autorité est venue se saisir d'elle. Mais à quoi faut-il attribuer une pareille dépravation des sentiments naturels, sinon la rechercher dans l'altération des organes cérébraux? Cependant, bien que la médecine légale ne soit que trop riche en observations de ce genre, il n'est pas suffisamment établi, et la jurisprudence n'a pas encore admis l'existence de ces aliénations extraordinaires qui portent l'homme à commettre des crimes atroces, sans aucune espèce de motif appréciable. Il serait d'autant plus important de se livrer à une pareille étude, que des exemples de cette *monomanie homicide* se succèdent d'une manière déplorable.

Il ne serait peut-être pas impossible de trouver la cause de la fréquence de ces désordres de l'imagination dans les productions littéraires et dramatiques du temps, dont l'influence est aisée à apprécier pour ceux qui savent combien les facultés intellectuelles sont difficiles à maintenir dans leur intégrité chez les sujets très impressionnables. Quoi de plus pernicieux en effet que ces peintures, ces descriptions monstrueuses de nos modernes romanciers, qui ne parlent que d'échafauds, que de poignards, que de sang et des jouissances que certains individus imaginaires éprouvent à s'en abreuver. Ces nouveaux *de Sades* devraient éprouver le sort de leur modèle ; dans de telles circonstances, on ne déplorerait pas l'abus du pouvoir, car voilà les véritables délits de la presse, et les plus funestes aux citoyens comme aux gouvernements. Ces représentations de

Vampires, de Cardillac, ces expositions de cadavres sur la scène, pourquoi les tolère-t-on? C'est dans ces circonstances que la censure dramatique devrait faire sentir tout son pouvoir, et alors elle le ferait honorablement. C'est déjà bien assez de ne pouvoir priver le peuple du spectacle des exécutions publiques, sans lui mettre encore sous les yeux, et avec un appareil séduisant, des horreurs qui endurcissent son âme, et le portent à la férocité en l'habituant à envisager le crime sous le beau côté qu'on lui prête au théâtre et dans les romans, où il est presque toujours allié à la force d'âme, au courage, et à d'autres qualités qui attirent tout l'intérêt sur les héros de nos modernes Shakespeare.

FIN.

TABLE.

FIN DE LA TABLE.